Ramona B. Wagner

EFT – Klopftechnik für Gesundheit und Wohlbefinden

Ramona B. Wagner

EFT

Klopftechnik für Gesundheit und Wohlbefinden

SILBERSCHNUR VERLAG

HINWEIS

Weder der Verlag noch die Autorin übernehmen eine Haftung für eventuelle Nachteile oder auftretende Schäden durch die Übungen und Hinweise in diesem Buch. Alle Übungen und Hinweise sind nach bestem Wissen und Gewissen erarbeitet worden und ersetzen nicht die Behandlung oder Beratung bei einem Arzt, Therapeuten oder Heilpraktiker!

MIX
Papier | Fördert gute Waldnutzung
FSC® C004378
FSC www.fsc.org

ISBN: 978-3-89845-566-4
1. Auflage 2017
2. Auflage 2026

Fotos: Ramona B. Wagner
Umschlaggestaltung & Satz: XPresentation, Güllesheim
Druck: PB Tisk, a.s. Czech Republic

Verlag »Die Silberschnur« GmbH · Steinstr. 1 · 56593 Güllesheim
www.silberschnur.de · E-Mail: info@silberschnur.de

Inhaltsverzeichnis

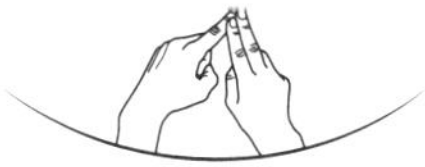

Vorwort

Seit den 90er Jahren hat sich in den USA ein Zweig der Psychologie etabliert, der auch im deutschsprachigen Raum unter den Bezeichnungen Energetische Psychologie, Meridiantherapie oder Klopfakupressur eine immer größere Aufmerksamkeit erfährt.

Das vorliegende Buch von Ramona B. Wagner beschäftigt sich mit der wohl verbreitetsten Vertreterin der Energetischen Psychologie, Emotional Freedom Techniques (EFT). Die Vorteile von EFT liegen im Vergleich zu anderen energetischen und auch konventionellen Verfahren in der Einfachheit der Technik, ihrer Effizienz, ihrem breiten Anwendungsspektrum und nicht zuletzt bei den Menschen, die hinter der Methode stehen.

Der Vision und selbstlosen Arbeit ihres Begründers Gary Craig ist es zu verdanken, dass EFT weltweit einen immer größeren Bekanntheitsgrad erfährt und jedermann zugänglich ist. Er sowie Silvia Hartman und Patricia Carrington – um nur zwei weitere EFT-Anwenderinnen zu nennen – sind ständig damit beschäftigt, EFT weiterzuentwickeln, zu modifizieren und zu verbessern.

EFT – Klopftechnik für Gesundheit und Wohlbefinden von Ramona B. Wagner ist meines Erachtens der ideale Einstieg in die Methodik der EFT und gleichermaßen geeignet für interessierte Laien, Berater und Therapeuten. Auf leicht verständliche und nachvollziehbare Art und Weise erklärt sie das Wesentliche des EFT-Verfahrens, so dass der Leser sofort mit der Umsetzung beginnen kann.

Ich hoffe und wünsche Ramona B. Wagner, dass es ihr mit diesem Buch gelingt, EFT – ganz nach Gary Craigs Vision – vielen Menschen nahezubringen. Und Ihnen, liebe Leser, wünsche ich viel Spaß und Erfolg auf Ihrem Weg zur Emotionalen Freiheit!

Christian Reiland
Heilpraktiker (Psychotherapie), EFT – CC

Wichtiger Hinweis – Selbstverantwortung

Da bei EFT weder chirurgische Eingriffe vorgenommen noch Nadeln oder Medikamente angewandt werden oder körperliche Strapazen ertragen werden müssen, kann man davon ausgehen, dass sich die Nebenwirkungen in Grenzen halten.

Das schließt aber nicht aus, dass bei Ihnen oder den Menschen, denen Sie mit dieser Methode helfen wollen, auch keine Nebenwirkungen auftreten.

Bitte machen Sie sich deswegen folgende Punkte bewusst:

1. Sie müssen die volle Verantwortung für Ihr emotionales und körperliches Wohlbefinden übernehmen.

2. Ebenso müssen Sie alle, denen Sie mit EFT helfen, darauf hinweisen, dass auch sie voll selbstverantwortlich für ihr emotionales und körperliches Wohlergehen sind.
3. Sie müssen zustimmen, dass Sie mich und alle anderen, die mit EFT arbeiten, von allen Schadensersatzansprüchen freistellen, die irgendjemand stellt, den Sie mit EFT behandelt haben.
4. Wenn Ihnen Ihr gesunder Menschenverstand sagt, dass Sie mit einem Problem überfordert sind, holen Sie sich Unterstützung bei einem erfahrenen Therapeuten.

Falls Sie nicht in allen 4 Punkten zustimmen können, legen Sie dieses Buch bitte zur Seite.

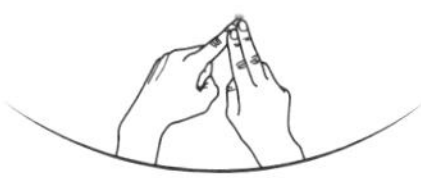

1.

Wie ich zu EFT gekommen bin

Auf einem meiner Fortbildungsseminare lernte ich Christian Reiland, einen Fachtherapeuten für Psychotherapie (HP), kennen, ein Experte der Energetischen Psychologie. In den Pausen erzählte er von verschiedenen Klopfpunkten und Übungen. Dies verwirrte mich zunächst, und ich beschloss deshalb, mich mit dieser Methode nicht weiter zu beschäftigen.

Nach unserem Seminar schickte mir Christian Reiland einige Video-CDs von Gary Craig und Videos von Fred Gallo, die ich mit Interesse anschaute. Aber ich konnte nicht so recht glauben, dass diese Techniken so einfach funktionieren sollen.

In der darauffolgenden Woche hatte ich eine Klientin, die zu Beginn der Sitzung über Kopfweh klagte. Da ich wusste, dass sie offen für Neues ist, fragte ich sie, ob sie auf eine »abgefahrene Art« versuchen wolle, ihr Kopfweh loszuwerden. Sie willigte ein, und so probierte ich einfach mein Glück mit dem EFT-Konzept. Nach wenigen Minuten waren ihre Schmerzen weg! Ich war selbst total verblüfft.

Nun wollte ich wissen, ob sie vielleicht zufällig auch eine Phobie hätte (denn ich wusste von den CD-Roms, dass EFT bei Phobien besonders gut ansprechen soll). Sie hatte eine Schneckenphobie, die wir in einer halben Stunde lösen konnten – und das, obwohl ich eigentlich gar keine Ahnung hatte!

Ab diesem Moment habe ich mich intensiv mit Energetischer Psychologie befasst, wobei sich EFT schnell als meine Methode der Wahl herauskristallisierte, weil sie so einfach ist und auf komplizierte Diagnoseverfahren und Hintergrundwissen über das Meridiansystem verzichtet. Deshalb können es auch meine Klienten sehr schnell lernen und selbst anwenden. Die Erfolge, die ich mit EFT erzielt habe, wären auf andere Weise bestimmt nicht so schnell und einfach möglich gewesen, und auch ich selbst greife immer gerne auf EFT zurück. Egal, ob ich leichter Französischvokabeln lernen, Ärger oder einen steifen Nacken loswerden, leichter auf Kuchen und Schokolade verzichten will oder Mut brauche, um meine eigenen Grenzen zu überschreiten – EFT macht es möglich!

Und obwohl ich seit dem Erscheinen meines ersten EFT-Buches noch viele andere Methoden kennen- und schätzen gelernt habe, greife ich doch immer wieder auf EFT zurück, weil es gerade für Menschen, die sich unter Energieheilung nicht viel vorstellen können oder die sogar Vorbehalte oder Ängste vor solchem »Woo-Woo« haben, ein noch relativ greifbarer Einstieg ist. Und das Wichtigste: Sie spüren fast immer sofort den Effekt, auch wenn sie dem Ganzen skeptisch gegenüberstehen – und das überzeugt doch am besten!

An dieser Stelle möchte ich mich auch bei Gary Craig bedanken, der mir seine freundliche Erlaubnis gegeben hat, sein Wissen für meine Bücher zu verwenden, damit auch in Deutschland viele Menschen seine wunderbare Technik kennenlernen und für ihre emotionale Freiheit nutzen können. Denn er sagt: »This is just too good to keep it to ourselves. Everyone should know about it and have a chance to be able to help themselves in a moment of crisis or desperation.« (Es ist einfach zu gut, um es für uns zu behalten. Jeder sollte darüber Bescheid wissen und die Chance haben, sich in einem Moment der Krise oder der Verzweiflung selbst helfen zu können.)

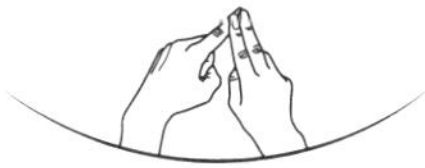

2.

Die Entwicklung von EFT

Unsere Körper haben neben der physischen Komponente auch einen elektrischen Bestandteil, der sich z. B. mit EEG (Gehirnströme) oder EKG (Herzströme) sichtbar machen lässt. Auch die Reizübertragung unseres Nervensystems beruht auf der Weiterleitung von elektrischen Impulsen. Ohne sie könnten wir weder sehen noch fühlen oder uns bewegen – wir könnten nicht leben.

Die Chinesen wussten schon vor 5000 Jahren von Energieleitungsbahnen, den Meridianen, durch die die universelle Lebensenergie – »Chi« genannt – fließt. Das Wissen über das komplexe Meridiansystem, das unseren Körper durchzieht, ist die Grundlage der östlichen Heilmethoden und auch der modernen Akupressur, Akupunktur und vieler anderer Gesundheitspraktiken. Stellen Sie sich die Meridiane als Flüsse vor. Ihr Zustand wird direkt vom körperlichen und seelischen Befinden beeinflusst. Störungen in diesen Bereichen führen zu Stauungen oder Blockaden im »Energiefluss«. Wenn man es schafft, das Meridiansystem durch Ausleitung überschüssiger negativer Energien wieder ins Gleichgewicht zu bringen und damit das Energieniveau des gesamten Körpers anzuheben, lösen sich automatisch auch die Spannungen in Körper und Geist und man wird wieder ruhig und ausgeglichen.

In den 80er Jahren entwickelte der amerikanische Psychologe Dr. Roger J. Callahan seine »Thought Field Therapie« und begründete damit einen völlig neuen Zweig der Psychologie, die »Energie-Psychologie«. In die subtile Arbeit mit den Meridianen integrierte er Elemente der Hypnotherapie, des NLP, der Kinesiologie und anderer neu entwickelter Techniken.

Die wichtigste Aussage seiner Theorie ist folgende Erkenntnis:

Die Ursache für alle negativen Emotionen liegt in einer Störung des Energiesystems unseres Körpers.

Das bedeutet, dass nicht irgendein traumatisches Erlebnis aus der Vergangenheit unsere negativen Gefühle auslöst. In diesem Punkt unterscheidet sich die Energetische Psychologie von den meisten psychologischen Ansätzen.

Deshalb ist es auch nicht nötig, die »Ursprungserlebnisse« durchzuarbeiten und immer wieder neu zu durchleiden.

Der energetische Ansatz geht davon aus, dass die Erinnerung an solch ein Erlebnis eine Störung im Energiesystem des Körpers verursacht, die dann das Unwohlgefühl auslöst. Wenn man es schafft, den Zwischenschritt (Störung des Energiesystems) zu beheben, kann auch keine negative Emotion entstehen.

Klassische Psychologie:

Erinnerung ⇨ negatives Gefühl

Energetische Psychologie:

Erinnerung ⇨ Störung des Energiesystems ⇨ negatives Gefühl

Dies erklärt auch, warum verschiedene Personen auf dieselben Erlebnisse unterschiedlich reagieren. Nur bei einem Teil führt die belastende Erinnerung zu einer energetischen Störung – und diese Menschen reagieren mit »Stress«. Die anderen können an dasselbe Ereignis zurückdenken und emotional im Gleichgewicht bleiben, weil es keine Störung in ihrem Energiefluss auslöst.

Eine andere Konsequenz aus dieser Erkenntnis ist die Tatsache, dass die unterschiedlichsten unerwünschten Gefühle (Kummer, Ärger, Wut, Ängste, geringes Selbstwertgefühl usw.) dieselbe Ursache haben, nämlich das energetische

Ungleichgewicht. Deshalb können sie auch alle auf die gleiche Weise behandelt werden (durch das Beklopfen bestimmter Meridianpunkte mit den Fingerspitzen) – und das vereinfacht diese Heilmethode enorm!

Auf dieser Basis entwickelte der Ingenieur Gary Craig die Methode »Emotional Freedom Techniques (EFT)«, die eine nachweisbar schnelle und dauerhafte Besserung bei vielen Problemen erzielt.

Dabei wird ein und dieselbe Basis-Klopfroutine, die alle 14 Meridiane anspricht, für die verschiedensten Probleme angewandt. Dadurch wird eine Diagnose, welche Meridiane behandelt werden müssen, überflüssig. Denn selbst, wenn ein Meridian beklopft wird, der schon im energetischen Gleichgewicht war, schadet das nicht. Aber man ist grundsätzlich auf der »sicheren Seite«, dass kein wichtiger Meridian übergangen wurde.

Lassen Sie mich betonen, dass diese Methode nicht jedes Problem für jeden löst. Trotzdem erzielen auch Anfänger, die nur das »Grundrezept« anwenden, in 50 Prozent der Fälle deutlich erkennbare Erfolge oder auch eine vollständige Lösung der Probleme. Dieses Grundrezept ist für jeden (sogar für ein Kind) auch ohne medizinische oder psychologische Vorkenntnisse leicht und schnell erlernbar und kann sofort auf alle möglichen persönlichen Probleme angewandt werden. Diejenigen, die die »Kunst der Anwendung« beherrschen (beschrieben in meinem eBook »Die

EFT-Schatzkiste«), erfreuen sich einer Erfolgsquote von über 80 Prozent – auch bei schweren Fällen, wie posttraumatischen Belastungsreaktionen, Phobien, Vergewaltigung und Trauer.

Interessanterweise beschränkt sich der Erfolg nicht nur auf emotionale Themen. Wie man feststellen kann, wird durch die Erleichterung von Ärger, Angst oder Traumen auch eine Besserung der physischen Beschwerden bewirkt. EFT ist ebenso erfolgreich in der Behandlung von Ängsten, Depression und Missbrauch. Zusätzlich berichten EFT-Profis über beeindruckende Ergebnisse bei Süchten, Übergewicht und sogar Psychosen.

Auch wenn EFT unser herkömmliches Weltbild sprengt – die Ergebnisse sind einfach bemerkenswert.

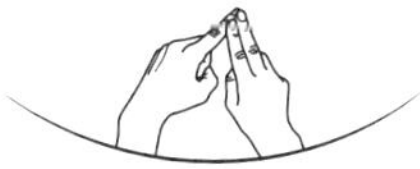

3.

Die Einsatzmöglichkeiten von EFT

Wie bereits erwähnt, kann EFT sowohl für emotionale als auch für körperliche Beschwerden (die meistens auch eine psychische Komponente haben) eingesetzt werden.

EFT wird unter anderem bei folgenden Situationen erfolgreich angewandt:

- **Phobien**, traumatische Erinnerungen
- **Ängste** wie Flugangst, Platzangst, Redeangst u.v.a.
- Linderung von **Schmerzen** (u. a. Kopfschmerzen, Migräne, Arthritis, Rückenschmerzen, steifer Nacken oder Schultern, Gelenkschmerzen)
- Heilung **körperlicher Probleme** u. a. chronische Müdigkeit, Schlaflosigkeit, Psoriasis, Asthma, Allergien,

Entzündungen, Ausschläge, Verstopfung, Darmprobleme, Sehschärfe, Muskelversteifungen, Schwitzen, mangelnde Konzentration, Arthritis, Zittern, MS)

- **Süchte** nach Kaffee, Tee, Süßigkeiten, Rauchen, Alkohol, Medikamenten
- **Gewichtsprobleme**
- **Allergien**
- **Depression** und **Traurigkeit**
- **Kummer** und **Trauer**
- **Schuldgefühle**
- **Schlafstörungen**
- **Albträume**
- **Negative Erinnerungen**
- **Zwanghaftes Verhalten** und wiederkehrende belastende Gedanken
- **Geringes Selbstwertgefühl**
- **Ärger**
- **Verbesserung von Spitzenleistungen** (Beruf, Sport, Musik)
- **Lernblockaden** (auch Prüfungsangst, ADS, Dyslexie)

Prinzipiell gilt: Probieren Sie es mit allem! Die Einsatzmöglichkeiten sind mit obigen Beispielen bei weitem nicht ausgeschöpft.

EFT kann eingesetzt werden, um unerwünschte Emotionen aufzulösen, aber auch um erwünschte Einstellungen aufzubauen und Ziele zu erreichen.

4.

Die Basis-Klopfroutine

Um EFT anwenden zu können, muss man nicht erst stundenlang meditieren oder irgendwelche Übungen machen. Am besten beginnen Sie sofort, wenn Sie mitten im Problem stecken, denn in diesem Moment haben Sie direkten Zugriff auf alles, was Stress auslöst, und Sie helfen sich so dabei, schnell aus Ihrem »Tief« herauszukommen.

Beginnen Sie zunächst mit der Basis-Klopfroutine, dem Kernstück von EFT. Dabei handelt es sich um einen einfachen, leicht zu erlernenden Behandlungsablauf, der auf alle körperlichen und seelischen Probleme angewandt und je nach Bedarf mehrmals wiederholt wird. Ihre Aufgabe liegt in der Harmonisierung des Energiesystems des Körpers. Damit fällt die Ursache für die negative Emotion weg, und die psychischen und körperlichen Beschwerden können sich auflösen.

Dieses Grundprogramm bestand zu Beginn von EFT aus folgenden Elementen:

1. Die Einstimmung
2. Die Sequenz
3. Die 9-Gamut-Folge
4. Die Sequenz (Wiederholung von 2.)

Wenn Sie diese Routine, das »Grundrezept«, beherrschen, dauert ein Durchgang nur etwa 1 bis 2 Minuten.

Gary Craig hat inzwischen sein EFT-Grundrezept auf die Einstimmung und die Sequenz reduziert. Er verwendet zusätzlich bei der Sequenz zu Beginn den Scheitelpunkt.

Da er die 9-Gamut-Folge aber immer noch anwendet und gerade für Anfänger dieses Tool oft Erfolg bringt, wenn die einfache Sequenz nicht mehr weiterführt, habe ich das ursprüngliche Format beibehalten.

Die Einstufung des Problems

Bevor Sie ein Problem behandeln, ist es wichtig, seine Intensität in einer messbaren Größe zu erfassen.

Sie beurteilen den Stress, den Sie **jetzt im Moment** empfinden (z. B. wenn Sie an ein bestimmtes Ereignis denken oder den Schmerz fühlen), auf einer Skala von 0 bis 10. Dabei steht 0 für überhaupt keinen Stress und 10 für den schlimmsten Stress, den Sie sich bezüglich dieses Themas vorstellen können.

So bewerten Sie starke Beschwerden mit 8 oder 9, während ein leichtes Unbehagen bei 3 liegen kann.

Bei Kindern kann folgende Skala verwendet werden:

Schmerzstufen

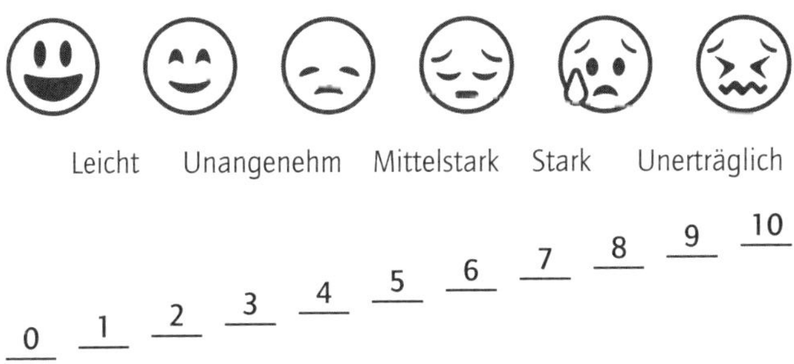

Dabei deutet das Kind auf das Gesicht, das seinen momentanen Zustand am besten zeigt (es kann auch zwischen zwei Gesichter deuten).

Alternativ kann es mit seinen Händen die Schwere des Problems deutlich machen. Je weiter es die Handflächen auseinanderhält, umso größer ist der Stresswert. Wenn beide Handflächen sich berühren, ist der Stresswert gleich 0.

Am Ende eines Durchgangs der Basis-Klopfroutine bewerten Sie Ihr Problem erneut. Ist es schwächer geworden? Ziel ist es, bis auf 1 oder 0 herunterzukommen. Das bedeutet, Sie haben emotionale Freiheit in Bezug auf dieses Thema gewonnen.

Wenn Ihr Stresswert nach wenigen Durchgängen EFT von einer 7 oder 8 auf 0 gefallen ist, ist das eine faszinierende Erfahrung. Sie werden sie öfter machen, als Sie es sich vorstellen können!

Die Einstimmung

Die Einstimmung ist die Vorbedingung dafür, dass EFT überhaupt wirken kann, denn sie behebt eine eventuell vorhandene Psychologische Umkehr. Psychologische Umkehr (PU) bedeutet, dass die betroffene Person unbewusst ihre eigenen Ziele sabotiert, z. B. wenn sie viel nascht, obwohl sie abnehmen will.

Solange eine PU vorliegt, ist das Energiesystem wie »falsch gepolt«, so wie wenn eine Batterie falsch herum eingelegt ist, und kann nicht behandelt werden, d. h. keine Therapie wirkt (dies ist oft bei chronischen Krankheiten, Süchten und Depressionen der Fall).

Sie wird durch sinn- und zweckloses negatives Denken hervorgerufen, kann aber auch bei Menschen auftreten, die prinzipiell optimistisch eingestellt sind.

Normalerweise liegt nur in ca. 40 Prozent der Fälle eine PU vor, aber die Basis-Klopfroutine schließt die Einstimmung immer ein, denn selbst wenn keine PU vorliegt, schadet es nicht. Falls aber eine PU vorhanden ist, ist ihre Aufhebung eine unentbehrliche Voraussetzung dafür, dass wir mit dem Klopfen eine Erleichterung unseres Problems erreichen können. Außerdem ist der Zeitaufwand für die Einstimmung so gering (ca. 8 Sekunden), dass wir uns diesen »Luxus« auf jeden Fall leisten können.

Gary Craig spricht inzwischen nicht mehr von Psychologischer Umkehr, weil er nach jahrelanger Erfahrung der Meinung ist, dass diese Bezeichnung nicht glücklich gewählt ist. Für ihn ist eine PU eine Form des Sekundärgewinns oder ein neuer Aspekt des ursprünglichen Problems. Er behält aber weiterhin die Aufhebung der PU in seinem Grundrezept bei, auch wenn seiner Meinung nach die PU effektiv mit der entsprechenden Behandlung von Aspekten, spezifischen Ereignissen und Detektivarbeit behoben werden kann. Da hier aber viel Erfahrung hilfreich ist, glaube ich, dass das bisherige PU-Konzept für Einsteiger einfacher anzuwenden ist, und habe es beibehalten.

Die Einstimmung funktioniert folgendermaßen:

Sie beklopfen den Karatepunkt der nichtdominanten Hand mit den Fingerspitzen der dominanten Hand (bei Rechtshändern: mit der rechten Hand den Karatepunkt der linken Hand beklopfen), während Sie dazu laut den **Einstimmungssatz** aussprechen. Ursprünglich wurde dieser Einstimmungssatz dreimal wiederholt, heute verzichtet Gary Craig auf die Wiederholungen.

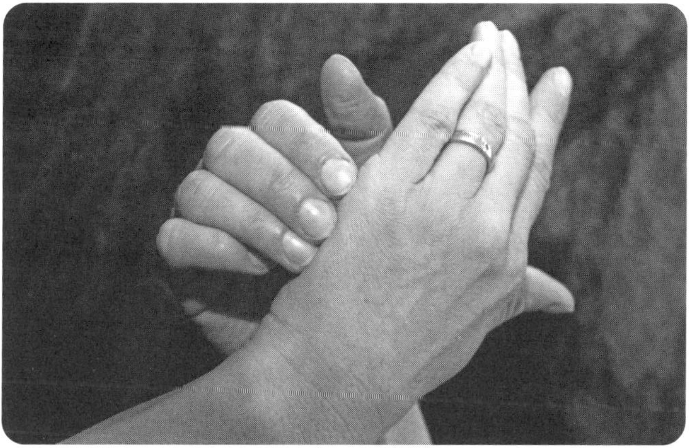

KP = **Karatepunkt** (Dü3/Dünndarm3): Punkt in der Mitte des fleischigen Teils der äußeren Handkante, zwischen Handgelenk und der Basis des kleinen Fingers – oder anders beschrieben: der Teil der Hand, mit dem man einen Karateschlag ausführen würde.

Der **Einstimmungssatz** wird folgendermaßen formuliert:
»Auch wenn ich ... (Problem einfügen), liebe und akzeptiere ich mich voll und ganz.«

Zum Beispiel:
»Auch wenn ich diese Höhenangst habe, liebe und akzeptiere ich mich voll und ganz.«
»Auch wenn ich diese Verspannung im Nacken habe, liebe und akzeptiere ich mich voll und ganz.«

- Dabei ist es wichtig, die belastenden Umstände so genau wie möglich anzusprechen.
  EFT wirkt umso effektiver, je spezifischer Sie Ihr Problem benennen. Deshalb »schießen« Sie nicht blindlings los, sondern fixieren Sie Ihr Ziel vorher möglichst genau.
  Nicht: »Meine schlechte Laune«, sondern: »Meine Wut auf ...«
  Nicht: »Diese Schmerzen«, sondern: »Dieser stechende Schmerz im Hinterkopf«.

- Außerdem soll die »positive« Aussage immer am Schluss stehen, denn die letzten Worte bleiben besser im Gedächtnis.
  Nicht: »Ich liebe und akzeptiere mich voll und ganz, auch wenn ich mich wie ein leerer Akku fühle.«
  Sondern: »Auch wenn ich mich wie ein leerer Akku fühle, liebe und akzeptiere ich mich voll und ganz.«

- Es ist wichtig, dass Sie Worte wählen, die sich für Sie richtig anfühlen und Ihre Empfindungen für Sie am besten ausdrücken.

- Auch wenn Sie (noch) nicht glauben, was Sie sagen, wirkt dieser Einstimmungssatz.

- Sie sollten diese Worte mit möglichst viel Gefühl aussprechen, das verstärkt die Wirkung noch (eventuell sogar schreien).

Ich werde immer wieder gefragt, ob es nicht kontraproduktiv sei, »negativ« zu formulieren. Viele Menschen, die vom positiven Denken gehört haben, haben Angst, dass sie das Unerwünschte, z. B. die Kopfschmerzen oder die Wut, noch verstärken, wenn sie nicht positiv formulieren, z. B. ich bin frei von Kopfschmerzen oder ich bin völlig entspannt.

Wenn Sie sich wohler fühlen, positiv zu formulieren, können Sie das gerne tun, der Erfolg zeigt aber, dass beide Varianten zum Ziel führen, denn es geht darum, durch die Worte die Energieunterbrechung im System auszulösen und das geschieht in beiden Fällen.

Egal ob Sie sagen »ich bin zu dick« oder »ich bin schlank« (wenn Sie genau wissen, dass es eben nicht so ist), lösen beide Formulierungen Stress und damit die Energieunterbrechung im Meridiansystem aus und das ist die Funktion des Einstimmungssatzes. Denn erst wenn eine Energieunterbrechung ausgelöst ist, kann sie durch die nachfolgenden Aktionen behoben werden. Deshalb ist es auch so wichtig, ganz genau zu formulieren, damit genau die richtigen Blockaden aufgedeckt und behoben werden können (und meist ist es einfacher, den »negativen« Problemzustand in die richtigen Worte zu packen, als verkrampft darauf zu achten, nur positive Aussagen zu machen).

Sonst könnte man auch einfach die Punkte beklopfen und es würde einem guttun, aber eben nicht zielgerichtet. Das wäre so, als ob ein Fußballer den Ball einfach irgendwohin schießt. Formulieren wir aber den Einstimmungssatz so exakt wie möglich, ist es so, als ob der Fußballer genau ins Tor zielt. Er macht genau die gleichen Aktionen, aber das Ergebnis ist nur im letzteren Fall ein Volltreffer.

Eine weitere Möglichkeit der Einstimmung, die hauptsächlich in der Anfangszeit von EFT verwendet wurde, ist das Massieren des »Wunden Punktes«. Das ist ein neurolymphatischer Reflexpunkt, der zwischen der 2. und 3. Rippe liegt (die Stelle, an der man einen Orden anstecken würde). Er ist druckempfindlicher als seine Umgebung, da es in diesem Bereich oft zu Lymphstauungen kommt. Diese Stelle massieren Sie sanft kreisförmig im Uhrzeigersinn, während Sie gleichzeitig dreimal den Einstimmungssatz aussprechen.

Da diese Art der Einstimmung in der Öffentlichkeit nicht so gut durchzuführen ist und nach längeren EFT-Sitzungen oft schmerzt, wird heutzutage eigentlich nur noch der Karatepunkt beklopft, weil sich dieser als genauso wirksam erwiesen hat. Auch Gary Craig hat den »Wunden Punkt« aus seinem Konzept entfernt.

Die Sequenz

Wie wird geklopft?

Sie klopfen mit Zeige- und Mittelfinger, beim Scheitelpunkt mit allen Fingerspitzen einer Hand (damit die beklopfte Fläche größer ist) ca. 7-8 mal pro Punkt. Dabei sollte das Klopfen fest, aber nicht unangenehm sein. Vorsicht bei langen Fingernägeln!

Probieren Sie verschiedene Klopfrhythmen aus, bis Sie Ihre optimale Geschwindigkeit gefunden haben.

Viele Punkte sind doppelt vorhanden (auf beiden Körperseiten). Es ist nicht wichtig, welche Seite Sie wählen. Sie können auch zwischendurch Klopfhand und Seiten wechseln oder mit beiden Händen klopfen und so beide Körperseiten gleichzeitig behandeln.

Der Erinnerungssatz

An jedem Punkt, den Sie beklopfen, sagen Sie einmal laut den Erinnerungssatz.

Er ist eine Kurzfassung des Einstimmungssatzes und muss kein vollständiger Satz sein.

Zum Beispiel:

Einstimmungssatz: »Auch wenn ich diese Rückenschmerzen habe, liebe und akzeptiere ich mich voll und ganz.«

Erinnerungssatz: »Diese Rückenschmerzen.«

Einstimmungssatz: »Auch wenn ich diese Angst vor der Führerscheinprüfung habe, liebe und akzeptiere ich mich voll und ganz.«

Erinnerungssatz: »Diese Angst vor der Führerscheinprüfung.«

Die Klopfpunkte

Nun lernen Sie die verschiedenen Klopfpunkte kennen. Dabei handelt es sich um Akupunkturpunkte der 14 Hauptmeridiane (für Interessierte steht in Klammern die genaue Bezeichnung). Sie liegen dicht unter der Haut – im Gegensatz zu tiefer liegenden Punkten entlang der Meridiane – und können deshalb leichter stimuliert werden.

Die Klopfpunkte verlaufen am Körper von oben nach unten, damit man sie sich leichter merken kann. Prinzipiell ist die Reihenfolge aber unwichtig – Hauptsache, es wird kein Punkt vergessen.

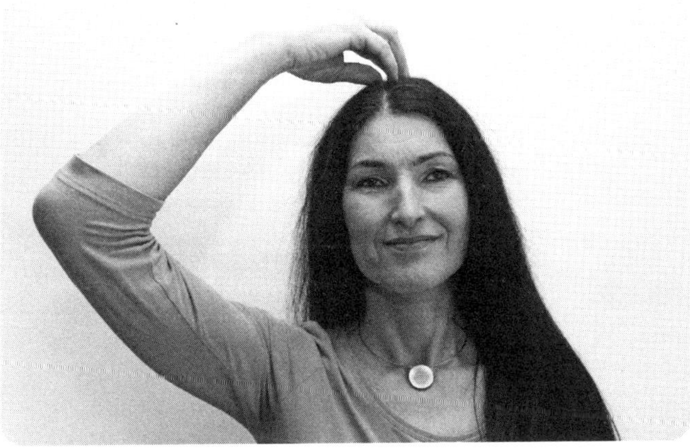

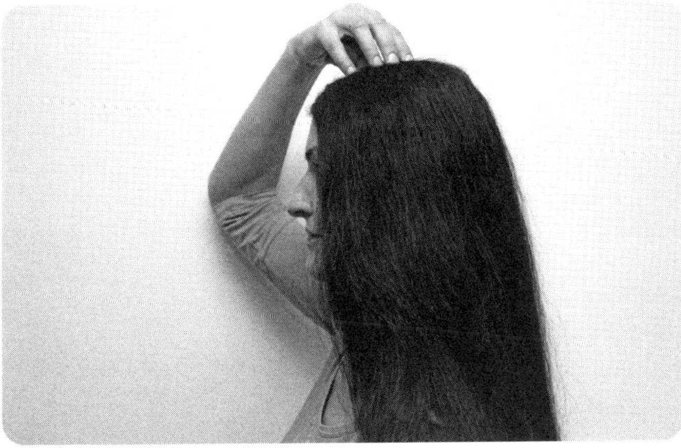

SP = Scheitelpunkt (GV20/Gouverneur20): am obersten Punkt des Kopfes. Er kann auch als Kreuzungspunkt der Linie von einem Ohr zum anderen und der Linie von der Nase zum Nacken beschrieben werden.

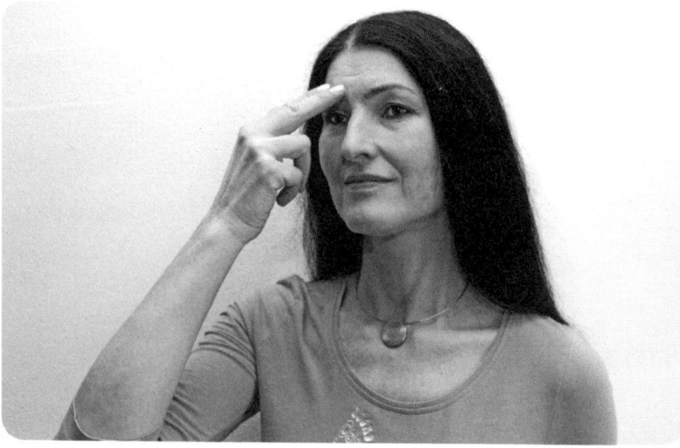

AB = Augenbrauenpunkt (Bl2/Blase2): neben der Nasenwurzel am Ansatz der Augenbraue

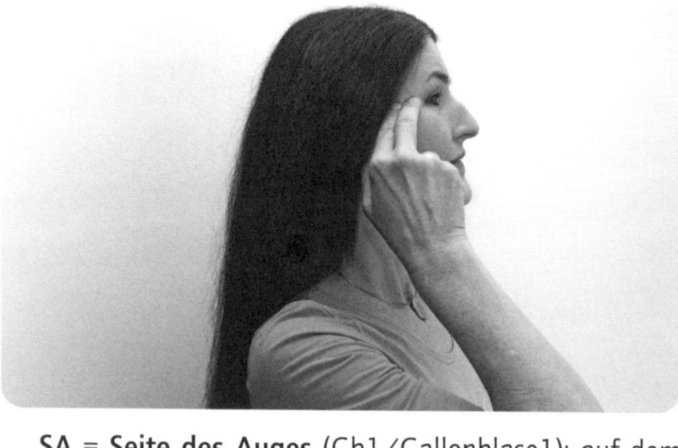

SA = Seite des Auges (Gb1/Gallenblase1): auf dem Knochen neben dem äußeren Augenwinkel

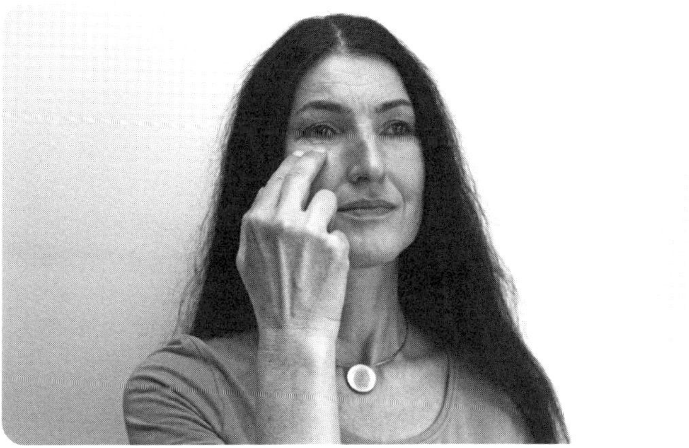

JB = **Jochbein** (Ma1/Magen1): in der Mitte des Knochens unter dem Auge

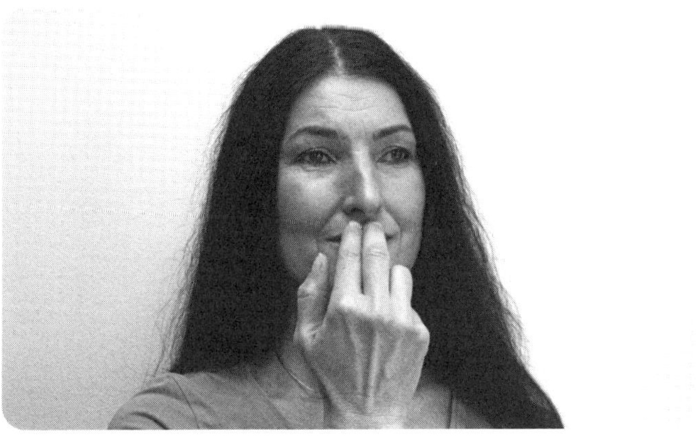

UN = **Unter der Nase** (LG26/27/Gouverneursgefäß 26/27): im schmalen Bereich zwischen Nase und Oberlippe

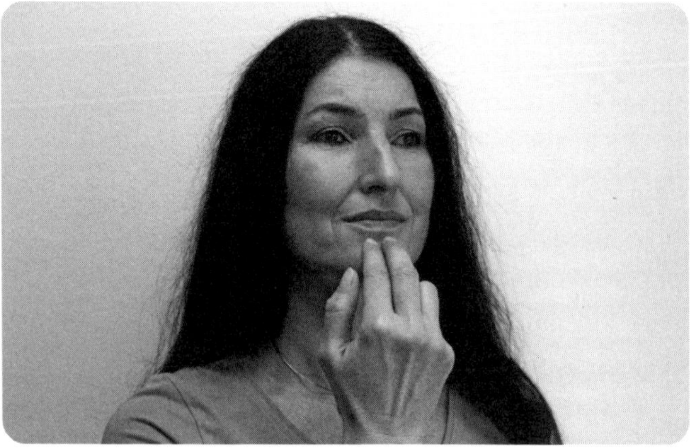

KI = Kinnpunkt (KG24/Zentralgefäß24): auf halber Höhe zwischen Unterlippe und Kinn; auch wenn er nicht genau auf dem Kinn lokalisiert ist, wird er so beschrieben, weil es für den Anwender anschaulich und leicht zu merken ist.

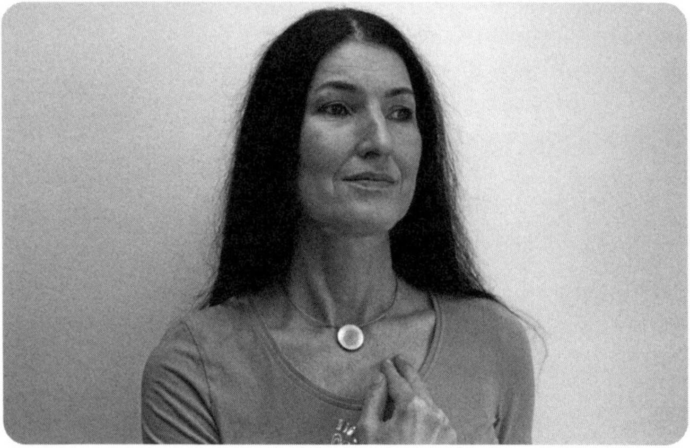

SB = Schlüsselbeinpunkt (Ni27/Niere27): Stelle, wo Brustbein, Schlüsselbein und 1. Rippe zusammenlaufen, in der Mulde unter dem Schlüsselbein. Um ihn zu finden, legen Sie den Zeigefinger in die u-förmige Mulde, da wo ein Krawattenknoten sitzt, bewegen ihn dann 2,5 cm nach unten Richtung Nabel und dann 2,5 cm nach links (oder auch rechts). Auch dieser Punkt liegt nicht direkt auf dem Schlüsselbein, aber die Beschreibung hier ist viel einfacher, als seine genaue Lage zu beschreiben.

Hier kann man auch mit der Faust klopfen, dann hat man beide Schlüsselbeinpunkte abgedeckt und es ist leichter zu merken.

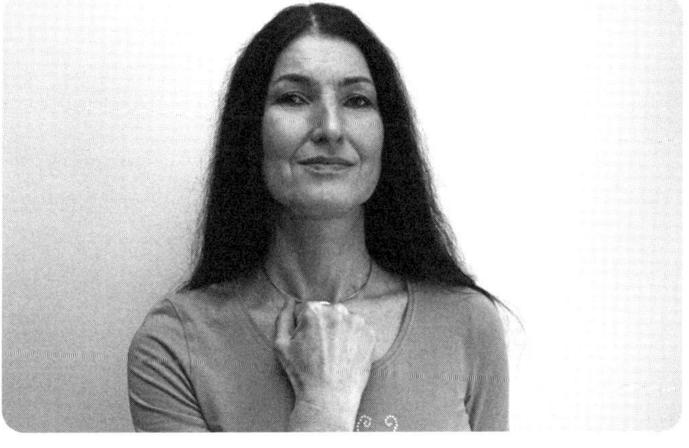

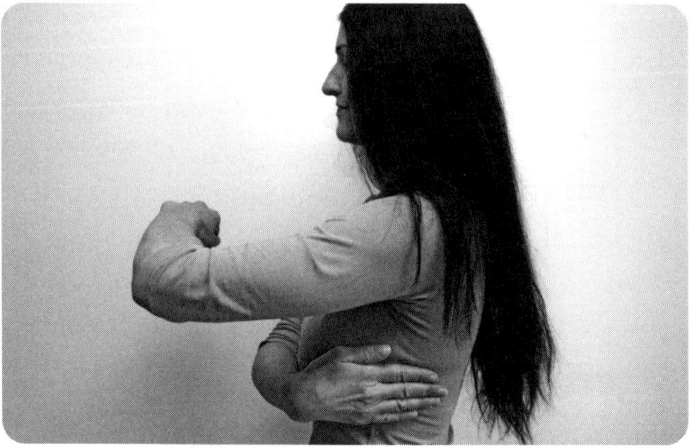

UA = unter dem Arm (MP21/Milz-Pankreas21): an der Körperseite eine Handbreite unter der Achsel, bei Männern auf Höhe der Brustwarze, bei Frauen in der Mitte des BH-Gurtes. Hier kann man auch mit der flachen Hand klopfen.

Bis hierher geht das aktualisierte Grundrezept von Gary Craig und diese Punkte werden in über 90 Prozent der Anwendungen von EFT genutzt.

Zusätzlich gibt es noch andere Punkte, die Sie unter bestimmten Umständen vielleicht auch sinnvoll finden. Wenn mehrere Runden mit dem Grundrezept den Stresswert nicht auf 0 gebracht haben, können Sie jeden von diesen Punkten in Ihre nächsten Klopfrunden einbauen und dadurch vielleicht den gewünschten Erfolg erzielen. Deshalb sind sie gerade für EFT-Neulinge wertvoll.

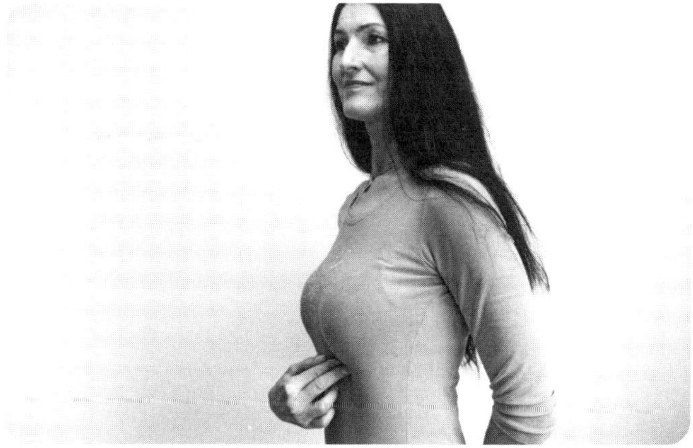

RP = Rippenpunkt (Le14/Leber14): unter der Brustwarze auf Höhe der Brustfalte, Frauen heben evtl. mit der anderen Hand die Brust an, damit dieser Punkt zugänglich ist.

Dieser Punkt taucht in keinem Video von Gary Craig auf, weil es sich für Frauen unpassend anfühlt, ihn in der Öffentlichkeit zu beklopfen.

Die Fingerpunkte:

Sie sind nützlich, wenn Sie ein Thema intensiv bearbeiten und sorgfältig hartnäckige Aspekte beklopfen wollen. Außerdem sind sie auch gut geeignet, wenn die anderen Punkte der Sequenz schwer erreichbar oder zu anstrengend zu beklopfen sind. Sie können für sich alleine sehr effektiv sein und ich nutze sie gerne, wenn ich bei anderen klopfe, während sie mir über ihr Thema erzählen, dann wird schon im »Vorgespräch« gleich Stress rausgenommen.

Wenn Sie bei sich selbst die Punkte im Gesicht und am Körper mit Ihren Fingerspitzen beklopfen, stimulieren Sie dabei auch automatisch die Fingerpunkte.

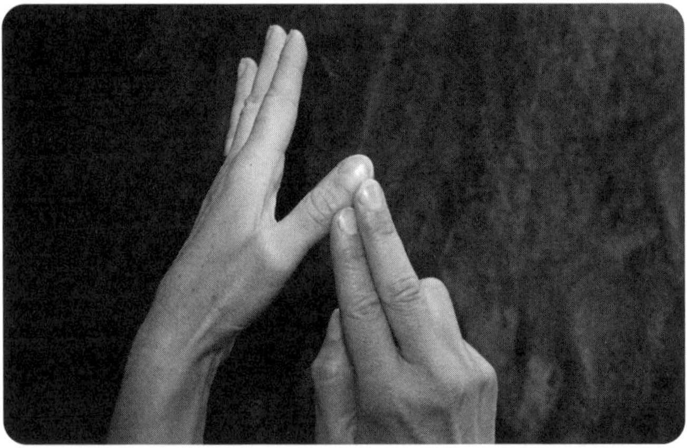

DA = Daumen (Lu11/Lunge11): an der äußeren Seite des Daumennagels

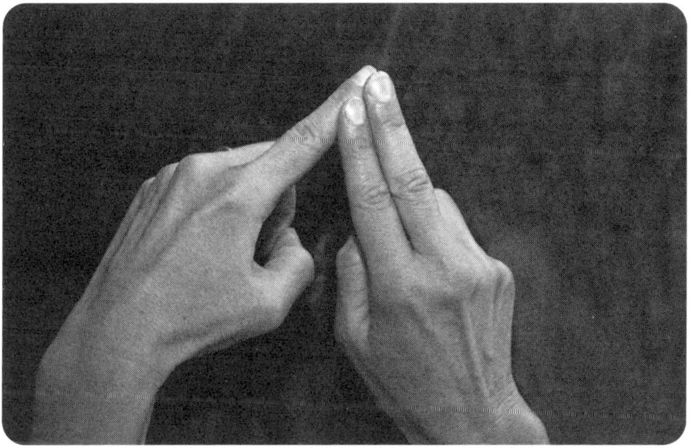

ZF = Zeigefinger (Di1/Dickdarm1): an der dem Daumen zugewandten Seite des Zeigefingernagels

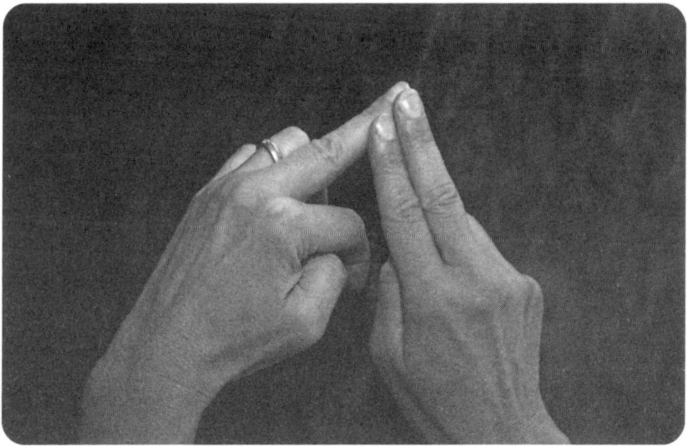

MF = Mittelfinger (Pe9/Kreislauf-Sexus9): an der dem Daumen zugewandten Seite des Mittelfingernagels

Der Ringfinger wird ausgelassen, da er durch den Gamut abgedeckt ist.

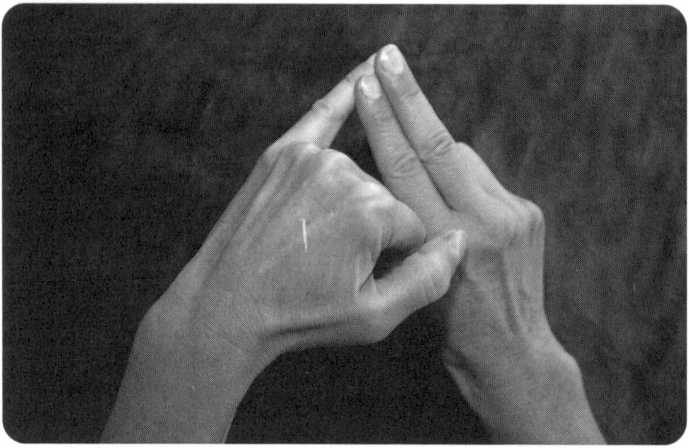

KF = Kleiner Finger (He9/Herz9): an der dem Daumen zugewandten Seite des Nagels des kleinen Fingers

Die 9-Gamut-Folge

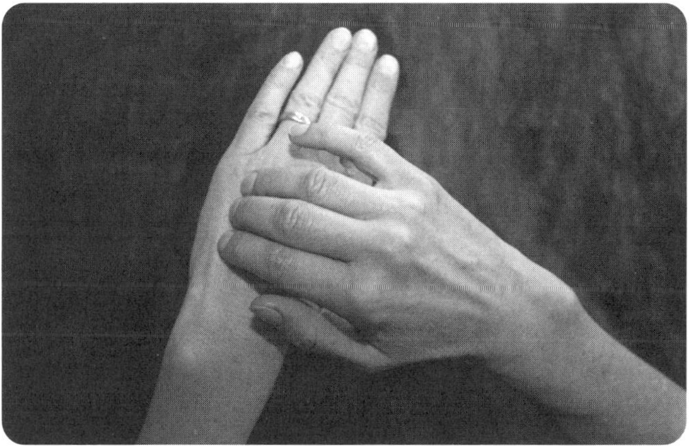

GA = Gamut (3E3/Dreifacher Erwärmer3): auf dem Handrücken zwischen und 2-3 cm hinter den Knöcheln von kleinem Finger und Ringfinger

Diese Sequenz ist wohl der »verrückteste« Teil und heißt so, weil 9 verschiedene Schritte durchgeführt werden, während man ununterbrochen den Gamut klopft, wobei man den Kopf ruhig und gerade hält.

Der Gamut oder Serienpunkt hat seinen Namen von Dr. Roger J. Callahan und bedeutet wörtlich übersetzt »Skala«. Er nannte diesen Punkt so, weil er für eine weite Bandbreite von Behandlungen wichtig ist (in seiner

Thought Field Therapie gibt es für jede Emotion eine spezielle Klopfpunktabfolge, wobei Punkte und Reihenfolge wichtig sind).

Diese Übung dient unter anderem dazu, verschiedene Hirnbereiche durch die unterschiedlichen Augenpositionen zu aktivieren (vgl. NLP-Augenmuster). Außerdem werden die linke (rationale) und rechte (emotionale/kreative) Hirnhälfte verstärkt vernetzt. Dies geschieht durch den schnellen Wechsel von Liedsummen (rechte Hirnhälfte) und Zählen (linke Hirnhälfte).

Halten Sie also den Kopf aufrecht und führen Sie die folgenden 9 Schritte durch, während Sie den Gamut beklopfen:

1. Augen schließen
2. Augen öffnen
3. Nach rechts unten schauen
4. Nach links unten schauen
5. Die Augen einmal im Uhrzeigersinn kreisen
6. Die Augen einmal gegen den Uhrzeigersinn kreisen
7. Die ersten 8-10 Töne eines Liedes summen (nicht singen!)
8. Zählen (z. B. von 10 bis 15)
9. Wieder ein Lied summen (wie bei 7.)

Wie bereits erwähnt, ist dieser Teil heute nicht mehr im Grundrezept enthalten, aber besonders, wenn Sie gerade erst mit EFT beginnen, sollten Sie diesen Erfolgsfaktor immer mit cinbaucn.

Zusammenfassung

Jetzt kennen Sie alle Elemente der Basis-Klopfroutine und können sofort loslegen:

Suchen Sie sich ein Problem, das Sie bearbeiten möchten – ein körperliches Unbehagen oder ein negatives Gefühl, z.B. Magendruck.

Stufen Sie den Stress, den Ihnen dieses Problem im Moment bereitet, auf einer Skala von 0 bis 10 ein, z. B. 8.

Klopfen Sie den Karatepunkt oder reiben Sie den »Wunden Punkt«, während Sie dreimal laut den Erinnerungssatz sagen, z. B.: »Auch wenn ich diesen Magendruck habe, liebe und akzeptiere ich mich voll und ganz.«

Klopfen Sie die Sequenz mit Zeige- und Mittelfinger durch, wobei Sie an jedem Klopfpunkt einmal laut den Erinnerungssatz aussprechen, z. B.: »Dieser Magendruck.«

Nun führen Sie die 9-Gamut-Folge durch, wobei Sie nur am Anfang einmal den Erinnerungssatz sagen.

Jetzt folgt noch einmal ein Durchgang der Sequenz (wie oben).

Zum Abschluss schließen Sie die Augen, atmen einmal tief durch und stellen sich vor, wie Sie mit dem Ausatmen alles Negative loslassen.

Wenn Sie wollen, können Sie dabei auch sanft noch einmal den Scheitelpunkt am höchsten Punkt des Kopfes (Kronenchakra) beklopfen. Das hat sich in der Praxis sehr bewährt, da er das Loslassen unterstützt.

Stufen Sie den Stress, den Sie **jetzt** empfinden, neu ein, z. B. mit 5.

Weitere Durchgänge

Diese Basis-Klopfroutine wiederholen Sie nun so oft, bis der Stress auf 0 gesunken ist. Das Einzige, was sich verändert, sind Einstimmungs- und Erinnerungssatz.

Beide werden nach folgendem Muster ergänzt:

Einstimmungssatz: »Auch wenn ich **noch** dieses **restliche** ... (Problem einfügen) habe, liebe und akzeptiere ich mich voll und ganz.«

Erinnerungssatz: »Dieses **restliche** ... (Problem einfügen).«

Beispiel:

Einstimmungssatz: »Auch wenn ich noch diesen restlichen Magendruck habe, liebe und akzeptiere ich mich voll und ganz.«

Erinnerungssatz: »Dieser restliche Magendruck.«

Diese Ergänzung hat Gary Craig jetzt auch aus seinem Grundrezept gestrichen, weil er sie bei Videoaufnahmen weggelassen hat und keine merkliche Verschlechterung der Resultate feststellen konnte. Aber er benutzt die Formulierung selbst immer noch.

Augenrollen

Wenn der Stresswert auf 1-2 gesunken ist, können Sie anstelle der Basis-Klopfroutine das Augenrollen einsetzen, um ganz auf Null zu kommen.

Machen Sie Folgendes, während Sie ununterbrochen den Gamut beklopfen:

1. Schließen Sie die Augen.
2. Sagen Sie einmal den Erinnerungssatz.
3. Öffnen Sie die Augen.
4. Lassen Sie Ihre Augen langsam (Dauer ca. 8 Sekunden) vom Boden bis zur Decke wandern, wobei Sie den Kopf ruhig und aufrecht halten.

Das Augenrollen nimmt wesentlich weniger Zeit in Anspruch als ein kompletter Klopfdurchgang und ist auch eine gute Abschlussübung, wenn der Stresswert bereits auf 0 ist, zur Integration des gesamten Prozesses und zur Entspannung.

Überprüfen des Erfolgs

Es ist sehr wichtig, das Ergebnis, das Sie mit einer Einstufung auf 0 wahrnehmen, auf die Probe zu stellen. Auf diese Weise können Sie entlarven, was noch nicht ausreichend bearbeitet wurde. Wenn Sie das nicht tun, können Sie leicht dem Irrtum erliegen, dass dieses oberflächliche Empfinden einer 0 das Zeichen dafür ist, dass Sie bei dem jeweiligen Thema nicht mehr tiefer gehen müssen.

Denken Sie aber daran, dass Sie diese Tests erst durchführen, wenn Ihr Stresswert bereits in einem Bereich zwischen 0 und 2 liegt, da Sie sonst unnötigen Schmerz auslösen können.

Mit den folgenden Methoden finden Sie versteckte Aspekte oder verwandte Themen heraus, die unbearbeitet dazu führen können, dass der Erfolg, den Sie jetzt mit einer 0 einstufen, nicht dauerhaft ist.

Realitätstest

Überprüfen Sie den Erfolg möglichst immer in einer realen Situation. Das ist der ideale Test, weil er die höchste Wahrscheinlichkeit bietet, dass Sie noch unbearbeiteten Aspekten oder verwandten Themen ausgesetzt werden.

Wenn Sie sich der echten Situation stellen, zeigen sich oft Aspekte, an die Sie vorher einfach nicht gedacht haben.

Zum Beispiel:

Höhenangst: Sie besteigen ein hohes Gebäude und schauen runter.

Wut auf eine Person: Sie treffen sich mit ihr.

Schmerz bei einer bestimmten Bewegung: Sie führen diese Bewegung aus.

Natürlich ist das nicht immer möglich, dann können Sie eine der folgenden Methoden ausprobieren.

Lebhaftes Visualisieren

Stellen Sie sich das bearbeitete Thema, den Film, vor Ihrem geistigen Auge vor und übertreiben Sie dabei. Machen Sie alles extremer, verstärken Sie die Bilder, Töne, Größen, Farben und versuchen Sie wirklich, wieder Stress in sich auszulösen. Wenn Sie das schaffen, haben Sie neue Aspekte herausgefunden, die es noch zu beklopfen gilt.

Nutzen Sie Trigger

Suchen Sie sich Fotos, Erinnerungen, Lieder, Filme oder ähnliche Dinge, die sonst den Stress in Ihnen ausgelöst haben. Es geht darum, sie als Trigger für emotionale Themen zu nutzen und zu beobachten, welche Aspekte und Themen sich jetzt noch zeigen.

Zum Beispiel:

Liebeskummer: sich das Foto des Expartners ansehen

Autounfall: das Lied spielen, das im Moment des Aufpralls lief

Mäusephobie: einen Film mit Mäusen anschauen

5.

Wenn es nicht funktioniert

Psychologische Umkehr

Falls sich der Stresswert überhaupt nicht ändert, liegt die Vermutung nahe, dass (immer noch) Psychologische Umkehr (PU) vorliegt. Sie kann innerhalb von Sekunden auftreten oder verschwinden, und man weiß auch nicht, wie lange sie durch die Einstimmung behoben wird.

Vielleicht war die Einstimmung des wirkungslosen Klopfdurchgangs auch nicht intensiv genug. Sprechen Sie den Einstimmungssatz in diesem Fall lauter und mit stärkerer Betonung aus und wählen Sie Worte, die Ihre Gefühle am besten ausdrücken.

Manchmal ist auch eine speziellere Formulierung des Einstimmungssatzes wichtig. Probieren Sie folgende Variationen:

- »Auch wenn ich – aus welchen Gründen auch immer – ... (Problem einfügen) **nie überwinde**, liebe und akzeptiere ich mich voll und ganz.«
- »Auch wenn ich **nicht glaube**, ... (Problem einfügen) mit **EFT überwinden zu können**, liebe und akzeptiere ich mich voll und ganz.«
- »Auch wenn ich ... (Problem einfügen) **nicht überwinden darf (will, werde)**, liebe und akzeptiere ich mich voll und ganz.«
- »Auch wenn ich **mich schäme, dass ich** ... (Problem einfügen) habe, liebe und akzeptiere ich mich voll und ganz.«
- »Auch wenn ich **es nicht verdiene,** ... (Problem einfügen) zu überwinden, liebe und akzeptiere ich mich voll und ganz.«
- »Auch wenn ich **es mir nicht erlaube,** ... (Problem einfügen) zu überwinden, liebe und akzeptiere ich mich voll und ganz.«
- »Auch wenn **es für mich (oder für andere) nicht sicher ist,** ... (Problem einfügen) zu überwinden, liebe und akzeptiere ich mich voll und ganz.«
- »Auch wenn ich **nicht alles tue, was nötig ist, um** ... (Problem einfügen) zu überwinden, liebe und akzeptiere ich mich voll und ganz.«

- »Auch wenn ich **noch nicht bereit bin,** ... (Problem einfügen) zu überwinden, liebe und akzeptiere ich mich voll und ganz.«
- »Auch wenn **mir etwas Wichtiges fehlen wird,** wenn ich ... (Problem einfügen) überwinde, liebe und akzeptiere ich mich voll und ganz.«
- »Auch wenn ich **einen wichtigen Teil meiner Identität verliere,** wenn ich ... (Problem einfügen) überwinde, liebe und akzeptiere ich mich voll und ganz.«

Jede dieser Formulierungen kann eine spezielle PU für sich sein.

Lesen Sie sich die verschiedenen Varianten durch und spüren Sie, bei welchen Sätzen etwas in Ihnen anklingt. Ersetzen Sie dann den allgemeinen Einstimmungssatz mit dieser noch präziseren Formulierung.

Sie wissen ja inzwischen: Je genauer Sie formulieren, umso größer sind die Erfolgschancen!

Energietoxine

Eine andere Ursache dafür, dass EFT nicht wirkt, kann in sogenannten »Energietoxinen« liegen. Das sind Stoffe, die unser Energiesystem völlig durcheinanderbringen. Es liegt eine Art Energiesystem-Allergie vor.

Die Stoffe können – wie bei »normalen« Allergien – sehr vielfältig sein (Strahlung, Menschen, Kleidung, Kosmetika, Nahrungsmittel, ...).

Hier gibt es folgende Möglichkeiten:

- Verlassen Sie den Ort, an dem Sie jetzt sind, und wiederholen Sie die Klopfroutine an einer anderen Stelle oder in einem anderen Raum.
- Wechseln Sie die Kleidung, duschen Sie (ohne Seife) und klopfen Sie unter der Dusche.
- Überprüfen Sie Ihre Ernährungsgewohnheiten. Alles, was wir im Übermaß zu uns nehmen oder worauf wir nur sehr schwer verzichten können, kann ein Energietoxin für uns sein, auch wenn es ein scheinbar gesundes Lebensmittel, wie z. B. Gemüse, ist.

  Denken Sie dabei auch an:

  Kaffee
  Tee
  Alkohol

Nikotin
weißen Zucker
Milchprodukte
Weizen
Hafer

Wir alle sind vielen dieser Toxine täglich ausgesetzt. Aber zum Glück werden die meisten Menschen davon nicht so stark beeinträchtigt, dass EFT nicht mehr wirken kann.

Falls Sie einen Stoff als Energietoxin für sich herausgefunden haben, sollten Sie ihn erst einmal meiden, damit Sie EFT erfolgreich durchführen können. Nun können Sie EFT nach folgendem Muster, das auch bei normalen Allergien hilft, auf das Energietoxin anwenden, z. B.:

»Auch wenn ich immer müde werde, wenn ich Milch getrunken habe, liebe und ...«

»Auch wenn ich von Parfum Hautausschlag bekomme, liebe und ...«

Fremdenergien

Jeder hat wohl schon erlebt, dass er sich nach dem Kontakt mit anderen Menschen oder dem Aufenthalt in größeren Menschenansammlungen wie ausgesaugt fühlt oder plötzlich Emotionen an sich wahrnimmt, z. B. Wut oder Angst, für die es augenscheinlich gar keinen Grund gibt. Hier können Fremdenergien im Spiel sein. Darunter verstehe ich jede Form von Energie, die nicht in Ihr persönliches Schwingungsfeld gehört. Sie kommt in unterschiedlichen Formen vor (z. B. lebende oder verstorbene Elementale).

Wir sind von einem Energiefeld, der Aura, umgeben. Eine kraftvolle Aura schützt uns vor unerwünschten Einflüssen. Sind wir hingegen geschwächt durch Stress, Krankheiten oder traumatische Erlebnisse, können Fremdenergien »andocken«. Manche Menschen bekommen einen unbezähmbaren Appetit auf bestimmte Lebensmittel oder Getränke, die sie normalerweise nicht wählen würden, andere sind aggressiv oder kaum belastbar, wieder andere spüren ein unangenehmes Ziehen am (meist linken) Schulterblatt. Auch Haustiere verhalten sich plötzlich ungewohnt, denn sie können diese Energieformen deutlicher wahrnehmen als wir.

Wenn wir solche Fremdenergien an uns haben, ist eine Behandlung – egal mit welcher Methode – meist erfolglos. Sie brauchen aber keine Angst vor diesen Energien zu haben, es ist etwas, was einfach immer wieder vorkommen kann, ähnlich wie wenn Sie im Garten gearbeitet haben und dreckige Hände haben. Dann verzweifeln Sie auch nicht, sondern waschen sie einfach.

Im Fall von Fremdenergien sollten Sie sich jemanden suchen, der sich auf energetische Austestungen und die Reinigung dieser Energien spezialisiert hat. Dies ist sogar über die Ferne möglich.

Wenn Ihr Energiesystem wieder frei von diesen Anhaftungen ist, werden Sie mit hoher Wahrscheinlichkeit auch deutliche Erfolge mit EFT erzielen.

Aspekte

Wenn Ihr Stresswert nur geringfügig fällt oder sogar ansteigt, achten Sie darauf, ob es noch das gleiche Gefühl (bzw. der gleiche Schmerz) ist, das jetzt den Stress verursacht. Ein Problem besteht oft aus verschiedenen Aspekten, die einzeln für sich bearbeitet werden müssen. Deshalb ist es wichtig, den Einstimmungssatz so genau wie möglich zu formulieren. Wenn der Stresswert nicht sinkt, heißt das nicht, dass EFT nicht wirkt – vielleicht sind Sie gedanklich zu einem anderen Aspekt gesprungen (nachdem der Stresswert des ersten eventuell unbemerkt schon auf 0 war). Jetzt müssen Sie den Einstimmungssatz anpassen und diesen neuen Aspekt beklopfen.

Wichtig dabei ist, dass Sie jeweils nur einen Aspekt bearbeiten – und das so lange, bis sein Stresswert auf 0 ist. Fangen Sie mit dem Aspekt an, der Ihnen zuerst bewusst ist, und fragen Sie sich nach jedem Durchgang, was genau das negative Gefühl auslöst. Dies ist der nächste zu bearbeitende Aspekt. So arbeiten Sie sich wie bei einer Zwiebel Schicht für Schicht zum Kern des Problems durch.

Beispiele:

Angst vor Spinnen

1. Angst, eine Spinne zu sehen

2. Angst, wenn sich die Spinne bewegt
3. Angst, eine Spinne zu berühren

Traumatische Erinnerung an einen Unfall

1. Die Scheinwerfer
2. Das Schreien der Kinder
3. Sich nicht bewegen können
4. Der Schmerz am Kopf

Es kann auch sein, dass nicht alle Aspekte bearbeitet werden müssen, um eine komplette Lösung des Problems zu erreichen. Wenn Sie die Hauptaspekte beklopft haben, fallen oft andere Aspekte wie bei einem Kartenhaus in sich zusammen.

Auch die Qualität von Schmerzen kann sich während der Behandlung verändern. So kann aus einem Druck ein Stechen werden oder die schmerzende Stelle »wandert«. Passen Sie hier immer wieder den Einstimmungs- und Erinnerungssatz an und bleiben Sie hartnäckig. Ausdauer zahlt sich auch hier aus!

Die Filmtechnik

Ein anderer Grund, warum der Stresswert nicht sinkt, kann darin bestehen, dass das Thema zu global ist, z. B. mangelndes Selbstwertgefühl. Hier ist es wichtig, das Problem in seine einzelnen Bestandteile (Aspekte) zu zerlegen und jeden einzeln für sich zu behandeln. In diesem Fall in alle Erlebnisse/Erinnerungen, die zu dem schwachen Selbstwertgefühl geführt haben. Schreiben Sie sich alles auf, was Ihnen zu diesem Thema einfällt, z. B.:

»Als ich 13 Jahre alt war, haben Papas Kollegen gesagt, ich habe einen Hintern wie ein Pferd.«

»Ich hatte schon seit der 3. Klasse Schwierigkeiten, mir den Unterrichtsstoff zu merken.«

»Ich kann nicht gut kochen.«

»Ich fühle mich in der Gegenwart von Fremden unsicher.«

Auch diese Aspekte können noch zu umfassend sein, z. B. kann »Ich fühle mich in der Gegenwart von Fremden unsicher« sich zusammensetzen aus:

»Ich weiß nicht, wohin mit meinen Händen.«

»Meine Stimme wird zittrig.«

»Ich habe Herzklopfen.«

Ein Hilfsmittel, um sicher zu sein, dass der beklopfte Aspekt spezifisch genug ist, ist die sogenannte Filmtechnik. Denn wenn ich mir zu einem Thema einen Film vorstellen kann, bin ich auch sicher, dass es detailliert genug ist.

Fragen Sie sich: Wenn es ein Film wäre, wie lange würde er dauern?

Normalerweise sollte er nur einige Minuten dauern, sonst ist er noch nicht »auf den Punkt« gebracht.

Was wäre der Titel des Films?

Lassen Sie den Film in Ihrer Vorstellung ablaufen und stufen Sie den Stresswert ein.

Machen Sie so viele EFT-Durchgänge mit »dieses (Titel des Films) Ereignis«, bis der Stresswert auf 0 ist. Durch dieses allgemeine Ansprechen wird erst einmal die gefühlsmäßige Spitze des Eisberges abgetragen.

Erzählen Sie nun laut Ihren Film und achten Sie darauf, wann sich wieder Stress aufbaut. Halten Sie dann sofort an und beklopfen Sie diesen kurzen Filmausschnitt, bis der Stresswert auf 0 ist. Es ist wichtig, dass Sie wirklich jede negative Emotion beachten und den Auslöser genau ansprechen, denn sie stellt eine Möglichkeit für positive Veränderung dar. Deshalb wäre hier Härte gegen sich selbst nur eine vergeudete Chance.

Beginnen Sie mit dem Erzählen wieder von vorne und gehen Sie bis zu dem nächsten stressauslösenden Punkt, den Sie wie zuvor beklopfen.

Wiederholen Sie das ganze so lange, bis Sie den ganzen Film ohne negative Emotionen erzählen können.

Lassen Sie nun den Film lebhaft in Ihrer Vorstellung ablaufen, indem Sie die Rolle eines außenstehenden Beobachters einnehmen.

Stufen Sie den Stresswert ein und machen Sie so viele Durchgänge, bis er auf 0 ist.

Lassen Sie den Film jetzt so ablaufen, als ob Sie real als Beteiligter dabei wären.

Machen Sie so viele Durchgänge, bis die restliche Intensität auf 0 ist.

Jetzt haben Sie es geschafft!

Wenn der Stresswert sinkt, aber nicht ganz auf Null fällt

Hier kann eine spezielle Psychologische Umkehr vorliegen, die sich auf die vollständige Lösung des Problems bezieht, das heißt, Ihr Unterbewusstsein erlaubt zwar, dass es sich bessert, nicht aber, dass es ganz verschwindet.

Variieren Sie den Einstimmungssatz nach folgenden Mustern (wählen Sie den Satz, der Sie am meisten anspricht):

- »Auch wenn ich ... (Problem einfügen) **nicht vollständig überwinde**, liebe und akzeptiere ich mich voll und ganz.«
- »Auch wenn ich **nicht glaube,** ... (Problem einfügen) mit **EFT vollständig überwinden zu können**, liebe und akzeptiere ich mich voll und ganz.«
- »Auch wenn ich ... (Problem einfügen) **nicht vollständig überwinden darf (will, werde)**, liebe und akzeptiere ich mich voll und ganz.«
- »Auch wenn ich **mich schäme, dass ich** ... (Problem einfügen) **nicht vollständig überwinde**, liebe und akzeptiere ich mich voll und ganz.«

- »Auch wenn ich **es nicht verdiene,** ... (Problem einfügen) **vollständig** zu überwinden, liebe und akzeptiere ich mich voll und ganz.«
- »Auch wenn ich **es mir nicht erlaube,** ... (Problem einfügen) **vollständig** zu überwinden, liebe und akzeptiere ich mich voll und ganz.«
- »Auch wenn **es für mich (oder für andere) nicht sicher ist,** ... (Problem einfügen) **vollständig** zu überwinden, liebe und akzeptiere ich mich voll und ganz.«
- »Auch wenn ich **nicht alles tue, was nötig ist, um** ... (Problem einfügen) **vollständig** zu überwinden, liebe und akzeptiere ich mich voll und ganz.«
- »Auch wenn ich **noch nicht bereit bin,** ... (Problem einfügen) **vollständig** zu überwinden, liebe und akzeptiere ich mich voll und ganz.«
- »Auch wenn **mir etwas Wichtiges fehlen wird,** wenn ich ... (Problem einfügen) **vollständig** überwinde, liebe und akzeptiere ich mich voll und ganz.«
- »Auch wenn ich **einen wichtigen Teil meiner Identität verliere, wenn ich** ... (Problem einfügen) **vollständig** überwinde, liebe und akzeptiere ich mich voll und ganz.«

Gehen Sie hier genauso vor wie bei den speziellen PUs unter 5.1.

Manchmal kommt es auch vor, dass Sie bei emotionalen Themen so weit von 0 entfernt sind, dass Sie sich gar nicht richtig vorstellen können, wie sich eine 0 anfühlt. Dann stufen Sie den Stresswert vielleicht bei 1, 2 oder 3 ein, obwohl er tatsächlich schon auf 0 ist. Fragen Sie sich dann, **woran Sie erkennen, dass es keine 0 ist**. Wenn Sie nichts mehr finden, was Sie auf diese Weise noch als weitere Aspekte beklopfen können, wissen Sie, dass Sie in Wahrheit schon auf 0 sind.

Ein weiterer Grund kann darin liegen, dass Sie befürchten, dass der jetzt wahrgenommene Erfolg zu gut ist, um wahr zu sein, oder dass das Problem wieder zurückkommt und Sie deshalb eine 0 für unrealistisch halten. Stellen Sie sich dann auch die obige Frage.

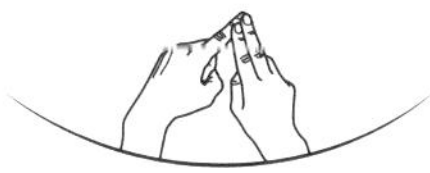

6.

Anwendungsbeispiele

»Negative« Emotionen

1. Benennen Sie die »negative« Emotion so genau wie möglich, z. B.: »Die Enttäuschung, dass Peter nicht wie versprochen angerufen hat.«
2. Spüren Sie in sich hinein, ob sich dieses Gefühl auch körperlich ausdrückt, z. B. als Druck auf der Brust.
3. Stufen Sie den Stresswert anhand der Emotion und des körperlichen Empfindens ein, z. B. mit 7.
4. Sagen Sie dreimal den Einstimmungssatz mit der für Sie intensiveren Empfindung (entweder Emotion oder Körpergefühl), während Sie den Karatepunkt beklopfen, z. B.: »Auch wenn ich so enttäuscht bin, dass Peter nicht angerufen hat, obwohl er es versprochen

hatte, liebe und akzeptiere ich mich voll und ganz.«
Oder: »Auch wenn ich diesen Druck auf der Brust habe, liebe und akzeptiere ich mich voll und ganz.«

5. Klopfen Sie die Sequenz, das 9-Gamut-Format und noch mal die Sequenz mit dem Erinnerungssatz (passend zum Einstimmungssatz), z. B.: »Enttäuschung, dass Peter nicht angerufen hat.«
Oder: »Dieser Druck auf meiner Brust.«

6. Stufen Sie den Stresswert erneut ein.

7. Achten Sie darauf, ob sich die Emotion oder das körperliche Empfinden verändert hat (siehe Aspekte).

8. Bleiben Sie beim ursprünglichen Gefühl, bis es auf 0 ist.
Bei den verschiedenen Durchgängen können Sie zwischen emotionalem und körperlichem Einstimmungs- und Erinnerungssatz wechseln, je nachdem, was sich für Sie passender anhört.

9. Wenn das Ausgangsgefühl auf 0 ist, der Stresswert aber noch nicht, beginnen Sie mit dem nächsten Gefühl, das nun hochgekommen ist, wieder bei 1.

10. Wiederholen Sie das ganze so lange, bis Ihr Stresswert auf 0 ist.

Schmerzen

1. Beschreiben Sie den Schmerz so genau wie möglich, z. B.: »Dieses Stechen in meinem linken Knie.«
2. Fragen Sie sich: Wenn hinter diesem Schmerz eine Emotion stecken würde, welche wäre es? Z. B.: »Angst, meinen beruflichen Anforderungen nicht gewachsen zu sein.«
3. Stufen Sie den Stresswert anhand des körperlichen Empfindens und der Emotion ein, z. B. mit 7.
4. Sagen Sie dreimal den Einstimmungssatz mit der für Sie intensiveren Empfindung (entweder Körpergefühl oder Emotion), während Sie den Karatepunkt beklopfen, z. B.: »Auch wenn ich dieses Stechen in meinem linken Knie habe, liebe und akzeptiere ich mich voll und ganz.«
   Oder: »Auch wenn ich Angst habe, meinen beruflichen Anforderungen nicht gewachsen zu sein, liebe und akzeptiere ich mich voll und ganz.«
5. Klopfen Sie die Sequenz, das 9-Gamut-Format und nochmals die Sequenz mit dem Erinnerungssatz (passend zum Einstimmungssatz), z. B.: »Stechen im linken Knie.«
   Oder: »Angst, beruflich zu versagen.«

6. Stufen Sie den Stresswert erneut ein.
7. Achten Sie darauf, ob sich die Emotion oder das körperliche Empfinden verändert hat (siehe Aspekte).
8. Bleiben Sie beim ursprünglichen Schmerz, bis er auf 0 ist. Bei den verschiedenen Durchgängen können Sie zwischen emotionalem und körperlichem Einstimmungs- und Erinnerungssatz wechseln, je nachdem, was sich für Sie passender anhört.
9. Wenn der Ausgangsschmerz auf 0 ist, der Stresswert aber noch nicht, beginnen Sie mit dem nächsten Missempfinden oder Gefühl, das nun hochgekommen ist, wieder bei 1.
10. Wiederholen Sie das ganze so lange, bis Ihr Stresswert auf 0 ist.

Verlangen nach ...
(Schokolade, Zigaretten, Alkohol)

Hinter dem Verlangen nach bestimmten Stoffen steckt oft ein Gefühl der inneren Unruhe bzw. Unausgeglichenheit. Das »Suchtmittel« überdeckt dieses Unwohlgefühl und vermittelt (kurzfristig) ein angenehmes Gefühl. Wenn Sie mit EFT die Ursache des Verlangens, das Ungleichgewicht im Energiesystem, beseitigen, brauchen Sie keine Willenskraft, um das Verlangen zu bekämpfen. So haben Sie jedes Mal die Wahl, ob Sie mit Genuss und ohne Reue essen, trinken oder rauchen wollen – oder ob Sie das Verlangen einfach und schnell wegklopfen.

1. Holen Sie das »Objekt der Begierde«, z. B. Schokolade. Schauen Sie sie an, wickeln Sie sie aus, riechen Sie daran und stufen Sie die Stärke Ihres Verlangens ein, z. B. mit 9.
2. Sagen Sie dreimal den Einstimmungssatz, während Sie den Karatepunkt beklopfen, z. B.: »Auch wenn ich dieses Verlangen nach Schokolade habe, liebe und akzeptiere ich mich voll und ganz.«
3. Klopfen Sie die Sequenz, das 9-Gamut-Format und nochmals die Sequenz mit dem Erinnerungssatz

(passend zum Einstimmungssatz), z. B.: »Verlangen nach Schokolade.«

4. Stufen Sie Ihr Verlangen erneut ein.
5. Führen Sie so viele Durchgänge durch, bis Ihr Verlangen auf Null ist. Dabei verändern Sie den Einstimmungssatz in: »Auch wenn ich immer noch einen Rest dieses Verlangens nach ... habe, liebe ...« Und den Erinnerungssatz in: »Dieses restliche Verlangen nach ...«
6. Nehmen Sie jetzt wieder die Schokolade. Sie werden vielleicht feststellen, dass der Geruch nicht mehr so angenehm ist wie zu Beginn (ohne, dass die Schokolade inzwischen ranzig geworden ist) oder dass der Geschmack nicht mehr attraktiv für Sie ist.

Persönlicher »Check-up«

Jeder Mensch hat im Laufe seines Lebens unzählige Eindrücke aufgenommen, die sein Leben mehr oder weniger bewusst prägen.

Wenn Sie Ihr Leben in eine positivere Richtung lenken wollen, können Sie mit EFT die negativen Eindrücke neutralisieren und die positiven Eindrücke verstärken.

Negativliste

Machen Sie sich zuerst eine Liste mit mindestens 50 negativen Erlebnissen – alles, was Ihnen dazu spontan einfällt, ist es wert, aufgeschrieben zu werden, auch wenn Sie es als nicht so schlimm empfinden. Denken Sie dabei an alle Lebensbereiche (Gesundheit, Aussehen, Schule, Beruf, Freizeit, Beziehungen, Sexualität). Formulieren Sie diese Ereignisse mit einer Alters- oder Zeitangabe, aber in der Gegenwart.

Wenn Sie keine 50 Erlebnisse zusammenbekommen, haben Sie wahrscheinlich nicht genug nachgedacht.

Beispiele:

»Ich bin 10 Jahre alt, und Mutter sagt zu mir, dass ich zu dick bin.«

»Ich bin in der 6. Klasse und blamiere mich, als ich ein Gedicht aufsage.«

»Als ich für die Englisch-Schulaufgabe lerne, sagt meine Oma mir, eine Frau müsse nur gut kochen können, Bildung sei nicht so wichtig.«

Wichtig dabei ist, dass die Ereignisse spezifisch sind. Wenden Sie die Filmtechnik an.

Nicht: »Mein Vater weist mich zurück.«

Sondern: »Ich bin fünf Jahre alt, und mein Vater will mich nicht trösten, als ich Angst vor dem Gewitter habe.«

Schreiben Sie hinter jedes Ereignis den Stresswert, den Sie ihm JETZT zuordnen (nicht den, der damals empfunden wurde).

Beklopfen Sie täglich drei bis fünf Ereignisse, bis diese einen Stresswert von 0 haben.

Beginnen Sie mit den Situationen, die die höchsten Stresswerte haben. Diese sind vielleicht langwieriger zu bearbeiten, aber dafür stellen Sie eventuell fest, dass später andere Erlebnisse schon einen niedrigeren Stresswert haben als bei der anfänglichen Einstufung bzw. schon auf 0 sind.

Falls traumatische Erinnerungen dabei sind, achten Sie darauf, dass Sie sich nicht überfordern, und bearbeiten Sie diese eventuell mit der Unterstützung eines erfahrenen EFT-Practitioners.

Nachdem Sie 20-30 Ereignisse bearbeitet haben, werden Sie sich wahrscheinlich deutlich besser fühlen. Aber selbst wenn Sie mehr emotionalen Ballast haben und es ein oder zwei Jahre dauert, bis Sie sich von allen Themen, die Sie heute belasten, befreit haben, ist es dann nicht trotzdem die Zeit und Mühe wert?

Bitte beachten Sie:

Wenn Sie Medikamente nehmen, kann es sein, dass Sie das Gefühl haben, dass Sie diese absetzen sollten. Tun Sie das immer nur in Absprache mit Ihrem behandelnden Arzt!

Choices (nach Patricia Carrington)

Den Einstimmungssatz können Sie nach folgendem Muster verändern:

Statt »liebe und akzeptiere ich mich voll und ganz«
»entscheide ich mich ...« oder
»öffne ich mich für die Möglichkeit, dass ...«

Danach setzen Sie Ihre Wunschüberzeugung oder -einstellung, z. B.:

»Auch wenn meine Mutter sagte, dass ich zu dick bin, entscheide ich mich dafur, meinen Körper so zu lieben, wie er ist.«

»Auch wenn ich mich mit dem Gedicht blamiert habe, öffne ich mich für die Möglichkeit, dass auch ich mit Erfolg und Spaß öffentliche Reden halte.«

»Auch wenn meine Oma gesagt hat, eine Frau müsse nur gut kochen können, entscheide ich mich dafür, dass ich beruflich erfolgreich sein und trotzdem mein Frausein genießen darf.«

»Auch wenn mein Vater mich zurückgewiesen hat, entscheide ich mich dafür, dass ich liebenswert bin.«

Nun klopfen Sie einen Durchgang mit dem »negativen« Satzanfang als Erinnerungssatz – diesmal in der Vergangenheitsform, z. B.:

»Mutter sagte, dass ich zu dick bin.«

Den zweiten Durchgang klopfen Sie mit dem »positiven« Satzende als Erinnerungssatz in der Gegenwartsform, z. B.:

»Ich entscheide mich dafür, meinen Körper so zu lieben, wie er ist.«

Beim dritten Durchgang an jedem Klopfpunkt (AB, SA, JB usw.,) die Erinnerungssätze wechseln, z. B.:

AB: »Auch wenn Mutter sagte, dass ich zu dick bin,

SA: entscheide ich mich, meinen Körper so zu lieben, wie er ist.«

JB: »Auch wenn Mutter ...« usw.

Dabei ist es wichtig, den Durchgang mit dem positiven Satz zu beenden. Falls es nicht »aufgeht«, klopfen Sie den positiven Satz auf Ihrem Scheitelpunkt (Kronenchakra), der stets ein guter Abschlusspunkt ist. Dadurch programmieren Sie Ihr Unterbewusstsein, beim negativen Auslöser sofort an die positive, neue Wunschvorstellung zu denken.

Wiederholen Sie dieses Choices-Trio so oft, bis der Stresswert der negativen Aussage auf 0 und der Wahrheitswert der positiven Aussage auf 10 (0 = gar nicht wahr, 10 = stimmt hundertprozentig) ist.

Wenn Sie so nach und nach Ihre »Negativ-Liste« abgearbeitet und sich von einschränkenden Mustern und Einstellungen befreit haben, stellen Sie eine zweite Liste auf, die Eigenschaften, Überzeugungen und Fähigkeiten beschreibt, die Sie gerne hätten oder ausbauen möchten.

Dazu können Sie folgende Fragen verwenden, die Sie am besten schriftlich beantworten:

Wunderfragen

Wenn Sie wüssten, dass Sie auf jeden Fall erfolgreich sind, welches Ziel würden Sie sich setzen?

Beschreiben Sie es so genau wie möglich, z. B.:

»Ich habe eine neue Arbeitsstelle in einem mittelständischen Unternehmen, mit einem Büro für mich alleine,

Aussicht ins Grüne, Arbeitszeit von 7 bis 16 Uhr, an den Wochenenden habe ich meistens frei, rund 60 Arbeitstage im Jahr bin ich auf Geschäftsreise. Ich erstelle Angebote, kümmere mich um Prospekte. Meine Position umfasst Marketing, Vertrieb und Projektarbeit und ich arbeite selbstständig. Es herrscht ein gutes Betriebsklima, die Kollegen sind in Reichweite. Mein einziger Vorgesetzter ist der Geschäftsführer. Ich habe genügend Zeit für meine Familie.«

Stellen Sie sich vor, Sie haben dieses Ziel schon erreicht. Blicken Sie jetzt gedanklich auf den Weg zurück, den Sie zum Ziel gegangen sind.

Welche drei **Ressourcen** (Eigenschaften, Fähigkeiten, Überzeugungen) haben Sie auf dem **Weg zum Ziel vorwiegend eingesetzt**?

Z. B.: »Wissen, Kommunikationsfähigkeit, Enthusiasmus.«
Welche war die **beste, effizienteste** für Sie?
»Kommunikationsfähigkeit.«

Wie genau haben Sie sie **eingesetzt**?

»Ich habe meine beruflichen Kontakte genutzt, um zu erfahren, wo Stellen zu besetzen sind, die für mich interessant sein könnten.«

Wie genau haben Sie sie **abgerufen**?

»In Gesprächen habe ich – je nach Gesprächspartner – von meinen beruflichen Veränderungsplänen erzählt.«

Wann genau haben Sie sie **abgerufen**?

»Immer, wenn ich mit jemandem Kontakt hatte, der wichtige Informationen für mich haben könnte.«

Gehen Sie jetzt zum Anfang dieses Wegs zurück.

Was genau waren die **drei Ressourcen**, welche Sie **motiviert** haben, den **ersten Schritt zu gehen**? Zum Beispiel:

»Unzufriedenheit mit dem Betriebsklima, fehlende Aufstiegschancen, der Glaube an mich.«

Welche war die **beste, effizienteste** für Sie?

»Der Glaube an mich.«

Wie genau haben Sie sie **eingesetzt**?

»Durch Selbstmotivation.«

Wie genau haben Sie sie **abgerufen**?

»Durch positive Vorannahmen, motivierende Gedanken, das Träumen vom Zielzustand.«

Wann genau haben Sie sie **abgerufen**?

»Nach frustrierenden Arbeitstagen, in Zeiten des Leerlaufs.«

Wenn Sie jetzt auf den Weg, den Sie gegangen sind, und auf die ersten Schritte, die Sie getan haben, zurückblicken, mit welchen **drei Ressourcen** haben Sie **auftretende**

Probleme gelöst? Zum Beispiel: »Mit Menschenkenntnis, Mut, Durchhaltevermögen.«

Welche war die **wichtigste, beste, effizienteste, entscheidende**?

»Durchhaltevermögen.«

Wie genau haben Sie sie **eingesetzt**?

»Ich habe nicht aufgehört, an meiner Veränderung dranzubleiben, auch wenn ich bei den ersten interessanten Stellen nicht zum Zug kam.«

Wie genau haben Sie sie **abgerufen**?

»Ich habe mich daran erinnert, dass ich bis jetzt alles erreicht habe, was mir wirklich wichtig war, wenn ich nur drangeblieben bin.«

Wann genau haben Sie sie **abgerufen**?

»Nach Absagen oder wenn die freie Stelle nicht meinen Vorstellungen entsprach.«

Welche drei **wunderbaren Nebeneffekte** erscheinen in Ihrem Leben, sobald Sie Ihr Ziel erreicht haben? Zum Beispiel: »Ich gehe wieder mit Spaß zur Arbeit, kann mehr Geld verdienen, bin auch im Privatbereich wieder ausgeglichener.«

Welcher ist der motivierendste und anziehendste Nebeneffekt?

»Ich gehe wieder mit Spaß zur Arbeit.«

Und da Sie jetzt wissen, wie sich Ihr Ziel anfühlt, und Sie den Weg dorthin genau kennen, können Sie nun die nötigen Ressourcen, die Sie herausgefunden haben, nach folgendem Schema »herbeiklopfen«:

Ressourcen

1. Spüren Sie in sich hinein, ob sich diese Ressource (z. B. Mut) auch körperlich ausdrückt, z. B. durch ein Kribbeln im Bauch.
2. Stufen Sie die Stärke der Ressource, die Sie jetzt im Moment empfinden, ein, wobei 0 = überhaupt nicht vorhanden und 10 = volles Potenzial bedeutet, zum Beispiel 2.
3. Sagen Sie dreimal den Einstimmungssatz, während Sie den Karatepunkt beklopfen, z. B.:
   »Auch wenn mir Mut fehlt, liebe und akzeptiere ich mich voll und ganz.«
4. Klopfen Sie die Sequenz, das 9-Gamut-Format und noch mal die Sequenz mit dem Erinnerungssatz (passend zum Einstimmungssatz), z. B.:
   »Fehlender Mut.«
5. Stufen Sie Ihr Potenzial erneut ein.

6. Achten Sie darauf, ob sich Blockaden zeigen, und klopfen Sie diese nach dem Muster »negative Emotionen« weg, z. B.:
   »Ich habe Angst, von meinem Freund abgelehnt zu werden, wenn ich mutiger bin als er.«
7. Machen Sie so viele Durchgänge, bis Ihr Potenzial bei 9 oder 10 liegt.
8. Freuen Sie sich auf viele angenehme Veränderungen in Ihrem Leben!

Zukunftsprojektion (Future Pace)

Wenn Sie sich ein bestimmtes Ziel gesetzt haben (siehe Wunderfragen) oder ein Problem überwinden wollen, das nicht sofort überprüfbar ist, schauen Sie sich zum Abschluss die Zielszene wie einen Film an, d. h. Sie sehen sich selbst als außenstehender Beobachter.

Wie realistisch ist dieses Ziel für Sie?

(0: »Ich kann mir überhaupt nicht vorstellen, dass ich dieses Ziel erreiche.« 10: »Ich bin mir ganz sicher, dass ich dieses Ziel erreiche.«)

Wenn der Wahrheitswert unter 9 liegt, klopfen Sie den Gamut, während Sie dreimal sagen:

»Ich werde ... (Ziel einsetzen) sicher erreichen.«

Bzw.:

»Das ... (Problem einsetzen) ist für alle Zeit gelöst.«

Wiederholen Sie dies so oft, bis der Wahrheitswert mindestens 9 ist, wobei Sie darauf achten müssen, ob neue Aspekte hochkommen, die Sie bis jetzt noch nicht berücksichtigt haben.

Falls das der Fall ist, müssen Sie diese einzeln für sich mit der Basis-Klopfroutine behandeln, bevor Sie den Wahrheitswert weiter »hochklopfen«.

7.
Fallbeispiele

Höhenangst

Eine 38-jährige Frau kam wegen Höhenangst zu mir. Diese war so schlimm, dass sie nicht einmal bei ihrer Schwester aus dem Wohnzimmerfenster schauen konnte, weil das im ersten Stock lag. Sie hatte schon Gesprächstherapie, Katathymes Bilderleben, Hypnose und Verhaltenstherapie versucht – aber ohne Erfolg.

Ich forderte sie auf, sich einen Film vorzustellen, bei dem sie wusste, wenn sie das angstfrei schaffen würde, hätte sie ihre Höhenangst überwunden. Sie wählte eine Abseilszene in der Fränkischen Schweiz.

Ich ließ sie folgende Aspekte beklopfen:

»Auch wenn ich weiß, dass ich so hoch oben bin, liebe ...«

»Auch wenn ich Angst habe hinunterzuschauen, liebe ...«

»Auch wenn ich Angst habe, dass das Seil reißt, liebe ...

»Auch wenn ich Angst habe, den ersten Schritt zu tun, liebe ...«

»Auch wenn ich Angst habe, in so großer Höhe frei in der Luft zu hängen, liebe ...«

Das dauerte ca. 20 Minuten. Dann merkte sie, dass es ihr Spaß machte, sich in Ruhe alles von oben anzuschauen, und sie konnte sich gelassen und langsam abseilen und es genießen, unten von lieben Freunden empfangen zu werden.

Sie hat diese Situation noch nicht real nachvollzogen, aber da unser Gehirn nicht unterscheiden kann, ob eine Situation real oder nur in der Phantasie vorhanden ist (deshalb ist das Visualisieren von Zielen so effektiv), sind die Chancen sehr hoch, dass sie auch beim echten Abseilen angstfrei ist. Eventuell können noch zusätzliche Aspekte hochkommen, die sie dann vor Ort (auch ohne mich) beklopfen kann.

Ein weiterer Hinweis für die Löschung ihrer Höhenangst ist die Tatsache, dass sie diese »vergessen« hat. Sie geht jetzt, ohne über sie nachzudenken, überall hin und vergisst z. B. zu überprüfen, ob sie bei ihrer Schwester aus dem Fenster sehen kann – es ist einfach kein Thema mehr. Dieses Vergessen tritt nach EFT-Behandlungen häufig auf, so dass die Menschen sich danach gar nicht mehr richtig erinnern können, wie schlimm ihre Beeinträchtigungen vorher waren.

Erschöpfungszustand

Ein 60-jähriger Frührentner fühlte sich total ausgelaugt, leer, frustriert und ohne Antrieb, auch wenn er weder körperliche noch seelische Belastungen hatte. Obwohl er nachts mindestens acht Stunden schlief (normalerweise waren ihm sieben Stunden genug), fühlte er sich morgens unausgeschlafen und schlapp und musste auch Mittagsschlaf halten, weil er dann schon wieder so müde war. Er hatte zu nichts Lust und fühlte sich vom Kopf her antriebslos und leer. Dabei war er mit sich selbst sehr unzufrieden, weil er ja keinen Grund dafür erkennen konnte.

Auf meine Frage, ob er so einen Zustand bereits früher kannte, erzählte er, dass er vor zehn Jahren schon einmal so eine Tiefphase durchlebt hatte. Damals hatte es zwei Jahre gedauert, bis er wieder in eine Hochphase kam, und zwar, als er sich neu verliebt hatte.

Ich führte ihn lebhaft in die Erinnerung an die damalige »absolute Hochphase«, wo er nur fünf Stunden geschlafen und voll gearbeitet hatte. Trotzdem war er zu dieser Zeit unternehmungslustig gewesen, happy und getragen von einem tollen Selbstwertgefühl.

Dieses Hochgefühl stufte er mit 10 ein.
Das aktuelle Gefühl war 0.

Nach der ersten Runde mit:

»Auch wenn ich mich wie ein leerer Akku fühle, liebe ...«

war er bei 2.

Bei der zweiten Runde ließ ich ihn klopfen:

»Auch wenn es damals zwei Jahre gedauert hat, bis ich wieder ein Hoch hatte, öffne ich mich für die Möglichkeit, dass es mir jetzt gleich wieder gut gehen kann.«

Der Wert stieg auf 3-4 (pulsierend).

Wir änderten den Einstimmungssatz in:

»Auch wenn ich nicht glauben kann, dass EFT mir hilft, entscheide ich mich dafür, meine positiven Veränderungen deutlich wahrzunehmen.«

Damit klopfte er drei Durchgänge – und war dann bei 10.

Er konnte es gar nicht fassen, wie gut er sich fühlte, und klopft jetzt auch bei anderen Gelegenheiten immer wieder für sich alleine. Er macht wieder ausgedehnte Spaziergänge, hat sich neu eingekleidet und ist voller Lebensfreude. Vor allem ist es für ihn eine unglaubliche Erkenntnis, wie sehr sein Wohlbefinden in seiner eigenen Hand liegt.

Lernblockade

Eine 30 jährige Frau, die auf dem zweiten Bildungsweg eine Ausbildung zur Computerfachfrau absolvierte, konnte sich nicht überwinden, nach der Schule noch etwas zu lernen, und entsprechend schlecht waren die ersten Prüfungsergebnisse (3-4). Sie war zeitmäßig sehr eingespannt, da sie noch eine dreijährige Tochter hatte, alleinerziehend war, nebenbei in einer Bäckerei arbeitete und sich um ihre kranke Mutter kümmerte. Ihre Ausbildung war ihr aber sehr wichtig, so dass sie selbst nicht verstand, warum sie es einfach nicht schaffte, abends noch zu lernen.

Die Motivation zu lernen war 0, und sie kam zu mir, um diese Unlust zu beheben. Ich ließ sie jeweils mehrere Runden klopfen, wobei ich nach jeder Runde nachfragte, was ihr jetzt bewusst wurde:

»Auch wenn ich keine Lust habe zu lernen, liebe ...«

»Auch wenn ich glaube, dass ich mir nichts merken kann, liebe ...«

»Auch wenn ich zu kaputt bin, um zu lernen, liebe ...«

»Auch wenn ich keine Zeit für mich habe, öffne ich mich für die Möglichkeit, dass mir Lernen Spaß macht und ich das als Zeit für mich empfinde.«

Dann kamen keine weiteren Aspekte mehr hoch.

Sie konnte aber die Motivation nicht neu einstufen, sondern war einfach nur gespannt, was passieren würde.

Noch am selben Abend holte sie vor dem Schlafengehen ein Schulbuch heraus und las sich den Stoff für den kommenden Tag durch. Ab sofort ging sie nicht mehr schlafen, ohne noch etwas für die Schule gelernt zu haben. Das für sie Überraschendste aber war, dass ihr auch der Stoff, der sie vorher gelangweilt hatte, plötzlich viel interessanter erschien. Sie fühlt sich auch nicht mehr so gestresst, und die nächste Note war eine 1! Sie klopft jetzt auch bei Bedarf selbst vor dem Lernen:

> »Auch wenn ich keine Lust zum Lernen habe, entscheide ich mich dafür, mir schnell und leicht alles zu merken.«

Ihre Noten liegen jetzt im Schnitt bei 2.

Aufregung vor Einstellungsgespräch

Ein 39-jähriger Kandidat für eine Führungsposition wurde vom zukünftigen Arbeitgeber durch einige umfangreiche Ausarbeitungen kurz vor dem Einstellungstest zeitlich unter Druck gesetzt. Obwohl er die Aufgaben termingerecht fertigstellen konnte, stellten sich bei ihm massive Kopfschmerzen ein (Stresswert 5).

Ich ließ ihn 4 Runden klopfen:

»Auch wenn ich Kopfweh habe, liebe ...«

»Auch wenn ich noch dieses restliche Kopfweh habe, liebe ...«

Und er kam damit auf 1 herunter. Das war ihm genug, und er wollte nicht mehr weiterklopfen.

Am Tag des Einstellungstests konnte er in den gestellten Aufgaben seine Kompetenz unter Beweis stellen, und es trennte ihn nur noch das abschließende Gespräch mit der Prüfungskommission von seiner Wunschposition.

Er spürte, wie sein Herz zu rasen begann und sich sein Magen verkrampfte. Obwohl er bis jetzt alles so »cool« gemeistert hatte, machte sich nun Aufregung breit.

Er erinnerte sich daran, wie gut es mit den Kopfschmerzen funktioniert hatte, und sagte, er müsse noch mal Hände waschen gehen. Dort nutzte er die angesetzte Pause von zehn Minuten, um für sich fünf Runden zu klopfen:

»Auch wenn ich diese Stelle nicht bekomme, liebe ...«

Danach spürte er, wie sein Puls sich normalisiert, die Magenverkrampfung sich aufgelöst hatte, und er konnte entspannt in das entscheidende Gespräch gehen. Er hat die Stelle bekommen und mich überglücklich angerufen, um mir die tolle Neuigkeit zu berichten.

8.

Die große EFT-Illusion

Auch wenn Sie hartnäckig in der Anwendung sind, werden Sie mit dem Grundrezept alleine, ohne weitere Ausbildung in der Verfeinerung des Prozesses, nach Gary Craigs Einschätzung nur ca. 20 Prozent des Erfolgspotenzials von EFT ausschöpfen. Allerdings sind diese 20 Prozent oft schon so erstaunlich für EFT-Neulinge, dass sie dadurch gar nicht erkennen, was mit dieser Technik noch für Möglichkeiten zur Verfügung stehen. Das kann man vergleichen mit jemandem, der ein Fahrrad bekommen hat und davon total fasziniert ist, aber sich nicht bewusst ist, dass es auch Autos, Züge und Flugzeuge gibt. In EFT-Kreisen wird das **die große EFT-Illusion** genannt, weil die Ergebnisse mit dem Grundrezept die Erwartungen der EFT-Anfänger so sehr übertreffen und sie deshalb leicht den falschen Schluss ziehen, dass das EFT-Grundrezept alles ist, was sich hinter

EFT verbirgt. So bleiben von vielen EFT-Anwendern die restlichen 80 Prozent ungenutzt, weil sie gar nichts davon wissen. Manchmal sind diese 20 Prozent nicht genug und der erste Gedanke der EFT-Neulinge ist meist, dass sie ihre Sprache »verbessern« müssen. Sie denken, da die Punkte gleichbleiben, ist das Einzige, was noch verändert werden kann, die Sprache – aber damit liegen sie falsch.

Eine häufige, aber unwirksame Lösung liegt für viele darin, mehr von dem Thema in den Einstimmungssatz zu packen. Es gibt im Internet auch vorformulierte Klopftexte zu bestimmten Themen, die besonders die ansprechen, die irrtümlich annehmen, dass sie ihre Sprache verbessern müssten, um bessere Resultate zu erzielen. Aber das ist so, als wenn man ein Fahrrad mit Spoilern »verbessern« will, wenn man eigentlich einen Führerschein braucht, um schnell und komfortabel mit dem EFT-Auto fahren zu können.

In der EFT-Fahrschule lernt man, dass es viel einfacher und bei weitem effektiver ist, noch spezifischer zu sein und ein Thema Stück für Stück anzugehen, als den Einstimmungssatz immer mehr auszuweiten. Spezifischer zu sein bedeutet zu lernen, wie man ein Thema in einzelne Aspekte aufspaltet und diese, einen nach dem anderen, mit dem Klopfprozess gezielt bearbeitet. Hier wird u. a. die Filmtechnik sehr wichtig, und der persönliche Check-up ist ein wertvolles Werkzeug, um die Qualität in allen Lebensbereichen schnell und dauerhaft zu verbessern.

Wenn Sie mit dem »Fahrrad« zufrieden sind und 20 Prozent genug Erleichterung für Ihre Themen bieten, dann bleiben Sie dabei. Nutzen Sie das EFT-Grundrezept überall, wo es angemessen ist, und Sie werden eine lebenslange Heiltechnik haben.

Garys Bitte:

Wenn Sie mit Ihrer EFT-Ausbildung nicht über das Grundrezept hinausgehen, seien Sie sich bewusst, dass dies das Anfängerniveau ist. Wenn Sie bei anderen den Eindruck erwecken, dass das Grundrezept alles ist, was EFT zu bieten hat, dann nähren Sie die große EFT-Illusion weiter. Bitte weisen Sie interessierte Freunde, Familienmitglieder oder andere Bekannte darauf hin, dass es ein intensives Training gibt – vielleicht möchten die ja lieber »den Führerschein« machen.

Wer Englisch versteht, findet alle Informationen auf der Website **www.emofree.com**.

9.

Was ist mit EFT noch möglich?

Sie haben jetzt einen ersten Eindruck, was mit EFT alles möglich ist, und alleine mit der Basis-Klopfroutine werden Sie auch als blutiger Anfänger eine Erfolgsquote von mindestens 50 Prozent erzielen – mit welcher anderen Methode ist dies möglich?!

Aber ich würde mich natürlich freuen, wenn ich Sie mit diesem Buch neugierig gemacht habe, mehr über EFT zu erfahren, denn wie Sie gerade gelesen haben, gibt es natürlich noch viele EFT-Formate, welche die Erfolgsquote nochmals erheblich steigern können, die aber den Rahmen dieses Einführungsbuches, das schon deutlich über das Grundrezept hinausgeht, sprengen würden.

Es ist auch möglich, für andere Personen (Babys, Kinder, ältere Menschen und sogar Tiere) zu klopfen – das sogenannte Proxy- oder Stellvertreterklopfen – und diesen so

Erleichterung zu verschaffen. Um schwere Traumata aufzulösen, eignet sich die »Tearless Trauma Technique« hervorragend, um unnötiges Wiederdurchleiden zu vermeiden. All diese Formate finden Sie in meinem eBook »Die EFT-Schatzkiste«.

Außerdem kann EFT auch sehr gut über das Telefon angewandt werden, wenn der Behandelte am anderen Ende die Punkte kennt. So sind Hilfeleistungen auch zeitsparend und über große Entfernungen möglich.

Wenn EFT in Gruppen angewandt wird – was ja bei den wenigsten Therapieformen überhaupt durchführbar ist –, profitieren alle vom sogenannten »Borrowing Benefit«. Dieser geborgte Nutzen ergibt sich dadurch, dass ein EFT-Practitioner mit einem Teilnehmer auf der Bühne dessen Problem bearbeitet und alle anderen mit ihm mitklopfen. Erstaunlicherweise klären sich deren eigene Probleme, an die sie vorher (aber nicht während des Mitklopfens mit der Demoperson) gedacht haben, durch dieses Mitklopfen – obwohl es oft ganz andere Themenbereiche sind. Aber die emotionalen Wurzeln der Probleme sind oft ähnlich, und gerade wenn es ein ganz anderes Thema ist, das auf der Bühne behandelt wird, steht unser Verstand der Heilung nicht unnötig im Weg – und so können die unbewussten Verknüpfungen leichter gelöst werden. Außerdem ist es eine sehr sanfte Methode für heftige Themen, weil man ja nicht tief in das eigene Problem eintaucht, sondern mit dem Teilnehmer auf der Bühne mitfühlt, was dann doch nie so intensiv ist, als wenn es ein eigenes Trauma ist.

So ist kostengünstige Hilfe für viele Menschen möglich, die die Effektivität herkömmlicher Einzelsitzungen sogar übersteigt.

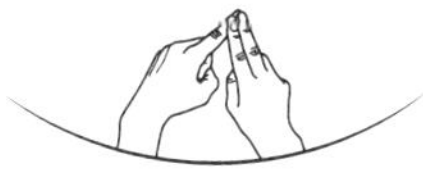

10.

Gary Craigs neue Website

EFT ist in den letzten Jahren zu einer der bekanntesten Methoden der Energetischen Psychologie geworden, und inzwischen hat sich der Gründer Gary Craig nach einem längeren Rückzug wieder mit seiner neuen Website **www.emofree.com** zurückgemeldet, die er zusammen mit seiner Tochter Tina Craig komplett überarbeitet hat. Beide stellen uns einen wertvollen »Werkzeugkasten« an Formaten zur Verfügung, die anhand vieler Fallbeispiele gut zu studieren sind, und Gary legt jetzt noch mehr Wert darauf, dass das EFT, das mit seinem Namen in Verbindung gebracht wird, höchsten Qualitätsanforderungen gerecht wird, da er in der Vergangenheit, in der er seine Methode sehr frei weitergegeben hat, leider sehr viele unschöne Erfahrungen gemacht hat, weil andere Leute unter EFT etwas angeboten haben, das er weder gutheißen noch beeinflussen konnte. Viele Anwender haben das ursprüngliche Format verändert, indem sie Teile weggelassen oder andere Methoden hinzugefügt haben und so sind heute sehr viele Versionen von EFT auf dem Markt. Das kann für jemanden, der Hilfe sucht, sehr verwirrend sein. Deshalb hat Gary jetzt **Gold Standard EFT** herausgebracht, das für authentisches EFT auf aktuellem Entwicklungsstand steht. Wie Sie durch die Anmerkungen in der Beschreibung des Grundrezepts erkennen konnten, hat er sein »Basic Recipe« deutlich vereinfacht. Was früher als »Shortcut« (Abkürzung) benannt wurde, ist jetzt das Grundrezept. Andere Klopfpunkte und Methoden, u. a. die 9-Gamut-Folge, wurden zur Seite gestellt, um griffbereit zu sein, falls das Grundrezept bei einem Thema nicht weiterkommt.

Diese Verschlankung hat aus Forschersicht das vorherige Protokoll nicht verändert. Die Basisklopfpunkte und die Sprache bleiben gleich. Das Grundrezept wurde nur aus Gründen der einfacheren Anwendung und Bequemlichkeit in kleinere Einheiten unterteilt. So muss man nur diese einzelnen Teile wieder zusammenfügen, um wieder zum Original zu kommen, das in früheren Untersuchungen verwendet wurde. Deshalb bleiben alle Forschungsergebnisse gültig und von seinem neuen Tutorial unberührt. Neue Forschungen können dieses schlankere Update verwenden.

Außerdem hat er **Optimal EFT** ins Leben gerufen, das noch weit über den Gold Standard hinausgeht, sich auf spirituelle Aspekte konzentriert und dadurch ein ungeahntes Potenzial eröffnet. Denn schon vor seiner »Auszeit« sagte er, dass jetzt wohl ein weiterer Schritt ansteht, der über die Beherrschung dieser Formate hinausgeht, damit wir vom Erdgeschoß des Hauses der Heilung (wie er EFT früher immer genannt hat) bis zum Penthouse aufsteigen können.

11.

EFT und andere Heilmethoden

Das Schöne an EFT ist, dass es mit allen möglichen anderen Methoden kombiniert werden kann (Bachblüten, Farbtherapie, Edelsteine, Engel, Familienstellen, Radikale Vergebung, Quantenheilung u.v.m.). Deshalb kommt es bei EFT auch sehr darauf an, welchen Hintergrund und was für eine Persönlichkeit der EFT-Practitioner hat. Dabei ist es wichtig, erst einmal EFT in seiner Reinform sicher zu beherrschen, bevor man es mit anderen Methoden vermischt, weil sonst leicht die Klarheit und Sicherheit verloren geht und man ins Schwimmen gerät. Wenn Sie die Grundtechnik sicher beherrschen, können Sie sich an die Fortgeschrittenenmethoden wagen, und wenn dann Unsicherheit aufkommt, haben Sie jederzeit die Chance, zum »Grundrezept« zurückzukehren, das Ihnen einen sicheren Rahmen bietet.

Dieser sichere Rückhalt gibt Ihnen die Möglichkeit, zu »spielen« und auszuprobieren, denn auch hier macht die Übung den Meister. Gary Craig hat EFT mit einem Klavier verglichen: Die Technik an sich ist immer gleich, doch der eine Anwender kann gerade mal »Hänschen klein« spielen, während ein EFT-Meister den Tasten eine Symphonie entlockt.

Ich wünsche Ihnen, dass EFT auch in Ihr Leben viel Harmonie, Wohlbefinden, Freude und Erfüllung bringt. Und vergessen Sie nie, dass auch jeder EFT-Virtuose einmal ganz klein angefangen hat.

Literaturverzeichnis

Benesch, Horst: *Klopf dich gesund. Schmerzfrei werden durch die EFT-Klopfakupressur*, Altusried-Krugzell 2005

Hartmann, Silvia: *Emotionale Freiheit*, Kirchzarten 2002

Keller, Erich: *Endlich frei! Emotionale und körperliche Blockaden auflösen mit Emotional Freedom Techniques EFT*, Berlin 2005

Reiland, Christian: *EFT. Klopfakupressur für Körper, Seele und Geist* (mit DVD), München 2006

eBooks

Carrington, Patricia, PhD.: *Choices - How To Create In Energy Psychology. A New Approach To EFT And Related Methods*, published by Pace Educational Systems Inc, welcome@pcarrington.com

Carrington, Patricia, PhD.: *The Next Step - Making EFT Your Own, 2003*, published by Pace Educational Systems Inc, welcome@pcarrington.com

Hartmann, Silvia, PhD.: *The Advanced Patterns Of EFT*, Version 1.0, January 2003. Published by Dragon Rising www.DragonRising.com

Wagner, Ramona B.: *Die EFT-Schatzkiste, 2010*

Audiovisuelle Medien (DVDs)

von Gary Craig:

The EFT Course

Steps toward becoming The Ultimate Therapist

From EFT to the Palace of Possibilities

EFT Specialty Series 1

EFT Specialty Series 2

Borrowing Benefits

Using EFT For Serious Diseases 1

Using EFT For Serious Diseases 2

Mastering EFT

Die Website von Gary Craig und seiner Tochter Tina Craig:
www.emofree.com

Die Autorin

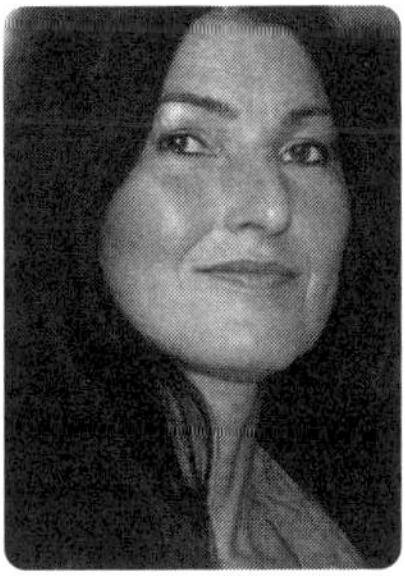

Ramona B. Wagner arbeitete nach ihrem Studium zum Diplom-Ingenieur für Brauwesen und Getränketechnologie in Weihenstephan 8 Jahre in der Führung einer mittelständischen Brauerei. Berufsbegleitend absolvierte sie Ausbildungen zur Fachtrainerin für den Managementbereich, Fachtherapeutin für Psychotherapie HP, Hypnosetherapeutin, NLP-Trainerin und Reiki-Meisterin. Während dieser Zeit erkannte sie, dass sie ihre Kenntnisse an viel mehr Menschen weitergeben wollte und änderte ihr berufliches Betätigungsfeld komplett.

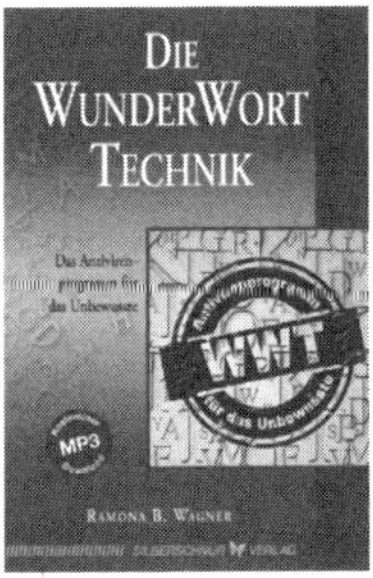

Ramona B. Wagner

Die WunderWortTechnik

Das Antivirenprogramm für das Unbewusste

Wir sind in unserem Verhalten, Denken und Fühlen vorprogrammiert, denn in unserem Unbewussten ist alles, was wir je erlebt, gefühlt und gedacht haben, gespeichert. Deshalb ist unser Unbewusstes die Zentrale unseres körperlichen und seelischen Wohlbefindens.
Die WunderWortTechnik ist eine Selbsthilfetechnik, die – wie ein Virenschutzprogramm – Programmierungen, die uns davon abhalten, ein gesundes und erfülltes Leben zu führen, auffindet und löscht. So können Ängste oder auch blockierende Gedankenmuster aufgelöst werden – einfach, schnell und dauerhaft.

160 Seiten, broschiert · ISBN 978-3-89845-543-5

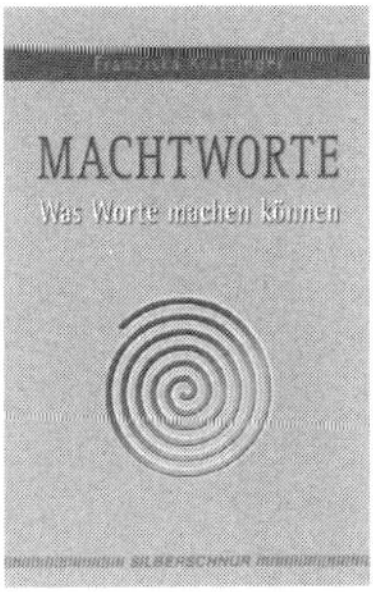

Franziska Krattinger

Machtworte

Was Worte machen können

Dass sich mit dem richtigen Wort zur rechten Zeit jede Situation verändern lässt, je nachdem, welche Energie mit diesem Wort in die entsprechende Situation strömt, haben schon viele Menschen selbst erfahren. Schaltworte, Kraftworte – die Autorin stellt in diesem Buch 72 solcher Worte mit magischer Wirkung vor und führt uns gleichzeitig eindrucksvoll die Macht des Wortes vor ...
Denn eines dieser magischen Worte genügt schon, um einen unterbrochenen energetischen Fluss wieder zum Fließen zu bringen – und so alles wieder in die richtige Bahn zu lenken!

256 Seiten, broschiert · ISBN 978-3-89845-232-8

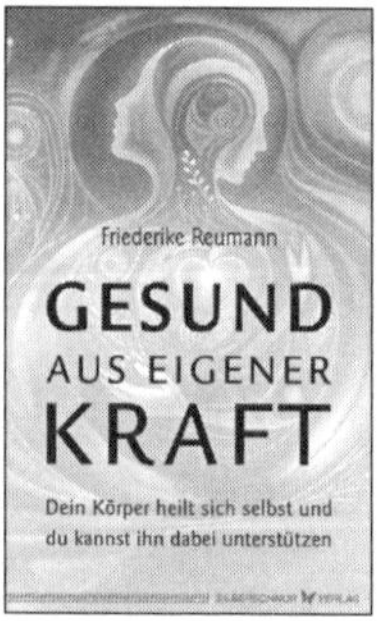

Friederike Reumann

Gesund aus eigener Kraft

Dein Körper heilt sich selbst und du kannst ihn dabei unterstützen

Gesundheit ist kein Zufall, sondern das Ergebnis vieler kleiner Entscheidungen. Wer für seinen Körper gut sorgt, tritt auch wieder in Verbindung mit sich selbst und kann auf die eigenen Körpersignale hören, Stress frühzeitig erkennen und sich selbst fragen: Was brauche ich gerade wirklich?
Sobald du die Verantwortung für dich und deinen Körper selbst übernimmst, wirst du ruhiger, entspannter, sicherer und verstehst dich besser. Symptome und Beschwerden verlieren ihren Schrecken und du lernst, zwischen Selbstregulation und echten Warnsignalen zu unterscheiden.

120 Seiten, mit Grafiken, broschiert · ISBN 978-3-96933-122-4

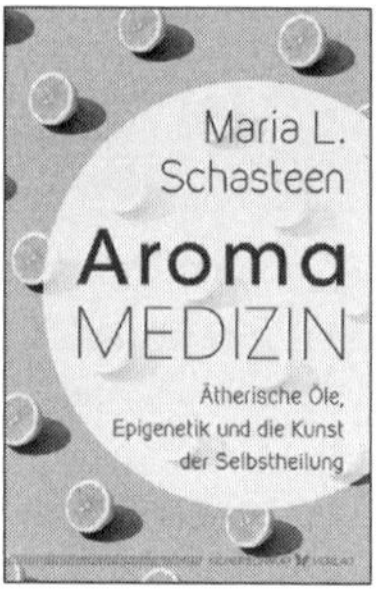

Maria L. Schasteen

Aroma-Medizin

Ätherische Öle, Epigenetik und die Kunst der Selbstheilung

Düfte beeinflussen unsere Gene!
Dieses revolutionäre Buch führt dich ein in die faszinierende Welt der Epigenetik und zeigt, wie ätherische Öle Einfluss auf die Aktivität unserer Gene nehmen.
Entdecke die Möglichkeiten, die sich durch die Verbindung von Wissenschaft und Naturheilkunde eröffnen, und erfahre, wie du mit Hilfe von ätherischen Ölen Stress reduzieren, deine emotionale Balance finden, besser schlafen, die Resilienz stärken und langfristig deine Gesundheit und dein Wohlbefinden unterstützen kannst.

128 Seiten, 2-farbig, broschiert · ISBN 978-3-96933-112-5

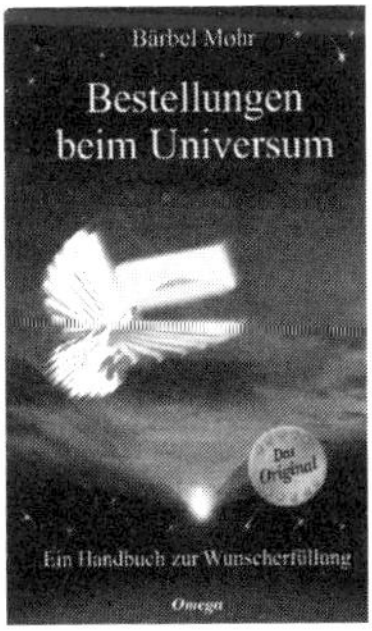

Bärbel Mohr

Bestellungen beim Universum

Ein Handbuch zur Wunscherfüllung

Bärbel Mohr zeigt dir, wie du dir den Traumpartner, den Traumjob oder die Traumwohnung u.v.m. beim Universum „bestellen" kannst. Sie bringt dir bei, auf deine innere Stimme zu hören und beweist, dass du wirklich alles bekommen kannst, was du dir wünschst! Ihre Rezepte zur Erfüllung der kleinsten und größten Wünsche helfen dir, dein Leben im Großen wie im Kleinen viel positiver zu gestalten, damit du die Wunschbestellung erfolgreich abschicken kannst und die georderte Lieferung auch in vollem Umfang erhältst

160 Seiten, gebunden · ISBN 978-3-89845-516-9

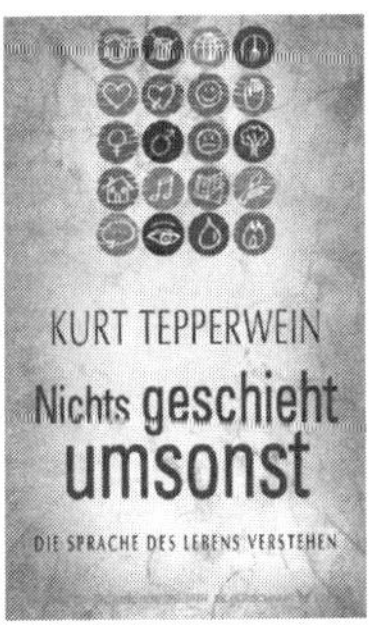

Kurt Tepperwein

Nichts geschieht umsonst

Die Sprache des Lebens verstehen

Alles, was uns begegnet, und alles, was uns widerfährt, sind Botschaften des Lebens, die uns etwas Wichtiges mitzuteilen haben. Das Leben spricht ständig zu uns, allerdings müssen wir die Sprache des Lebens erst erlernen. Wenn Sie diese Sprache beherrschen, ist es Ihnen sogar möglich, die Botschaften des Lebens gezielt abzufragen. Sie können alle Erfahrungen und die verschiedensten Arten von Hinweisen optimal für sich nutzen, um ein erfolgreiches, erfülltes und gesundes Leben zu führen. Ein Buch, das sich mit allen Alltagsthemen auseinandersetzt und keine Fragen offenlässt.

176 Seiten, broschiert · ISBN 978-3-89845-412-4

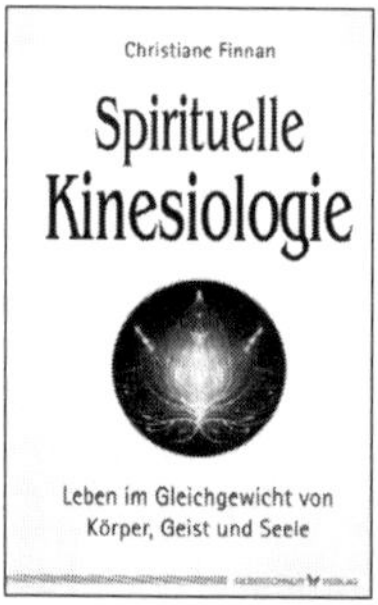

Christiane Finnan

Spirituelle Kinesiologie

Leben im Gleichgewicht von Körper, Geist und Seele

Dieses außergewöhnliche Buch lädt Sie ein, Ihr Leben bewusst in die Hand zu nehmen. Sind Sie daran interessiert, ab sofort bewusst zu leben und Ihre wahre Kraft einzusetzen zu Ihrem Wohl sowie zum Wohl des großen Ganzen?
Dieses Buch vermittelt dazu eine gänzlich neuartige Methode, eine Kombination aus kinesiologischen Systemen mit spirituellen Aktivierungen, die Ihren Körper, Ihren Geist und Ihre Seele in ein harmonisches Gleichgewicht bringt. Einfühlsame Channelings von Erzengel Ariel unterstützen Sie dabei, unerlöste Themen zu heilen und inneren Frieden zu erreichen.

400 Seiten, Flexocover · ISBN 978-3-89845-538-1

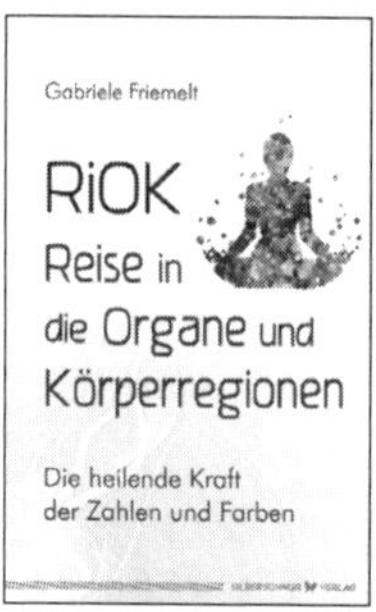

Gabriele Friemelt

RiOK – Reise in die Organe und Körperregionen

Die heilende Kraft der Zahlen und Farben

Bei vielen Menschen ist die Liebe zu ihrem Körper und das Bewusstsein für den Körper abhandengekommen. Dieses Buch – mit vielen Übungen und Anregungen und mit geführten »Reisen zum eigenen ICH« – unterstützt Sie darin, einen intensiven Kontakt zu Ihrem Körper aufzunehmen und sich besser kennenzulernen und zu verstehen.
Gabriele Friemelt gibt Ihnen die Möglichkeit und das Handwerkzeug, sich selbst und ihre Organe in die Heilung zu bringen. Schenken Sie sich daher die Liebe, Zeit und Aufmerksamkeit, die Sie und Ihr Körper brauchen, und werden Sie eins mit Ihrem Körper und mit sich selbst.

240 Seiten, mit farbigen Karten zum Ausschneiden, broschiert · ISBN 978-3-89845-540-4